La revolución Ozempic

Dra. ALEXANDRA SOWA

La revolución Ozempic

Una guía completa sobre los fármacos para adelgazar

Traducción de
Teresa Jarrín Rodríguez

Grijalbo

Papel certificado por el Forest Stewardship Council®

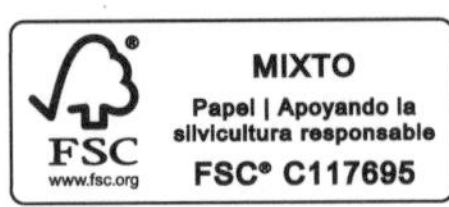

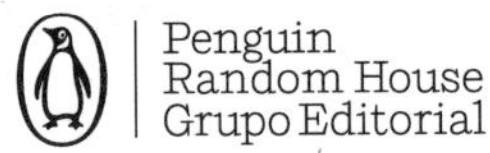

Título original: *The Ozempic Revolution*

Primera edición: enero de 2026

Printed in Spain – Impreso en España

ISBN: 978-84-253-7283-4
Depósito legal: B-19.733-2025

Compuesto en Promograff - Promo 2016 Distribucions

Impreso en BlackPrint CPI Ibérica
Sant Andreu de la Barca (Barcelona)

GR 7 2 8 3 4

A Peter y a nuestros cuatro «porqués»:
Peter George, Henry, Brooks y Adele

Índice

TERCERA PARTE

La vida con los análogos del GLP-1

CUARTA PARTE

Recetas y salir a comer fuera

Introducción

Por qué sientes que los médicos te han fallado

Cuando decidí empezar a formarme en la especialización de medicina de la obesidad, hubo colegas que se extrañaron. Comentaban cosas como: «Pero ¿por qué? Yo odio tratar a esa gente». Por «esa gente» se referían a personas con obesidad, situación que afecta a alrededor del 43 % de la población estadounidense.

Supongo que no debería haberme sorprendido que hubiera médicos que estigmatizaran la obesidad, igual que hacen muchas personas en nuestra sociedad, por no decir la mayoría. Pero lo cierto es que me molesta. Los médicos, que tienen un poder tremendo sobre el bienestar de sus pacientes, prestan el juramento de no dañar a nadie. Y quienes han sufrido estigmatización por causa de la obesidad saben muy bien el daño que puede hacer.

Mis pacientes me cuentan historias que me impresionan mucho. Por ejemplo, que van a consulta por un dolor agudo y el médico, en lugar de escucharlos, los interrumpe para hablarles de su sobrepeso, de modo que se sienten ignorados en lugar de apoyados, humillados en lugar de cuidados. No es de extrañar, pues, que muchos dejen de ir al médico.

A los médicos les encanta recomendar a los pacientes que bajen de peso, pero la ironía es que no suelen estar muy cualificados para dar consejos al respecto. Históricamente, los estudiantes de medicina y los residentes apenas reciben formación en nutrición. La mayoría de los médicos dan a sus pacientes el mismo consejo que yo recibí cuando era más joven y tenía un peso que se acercaba al límite saludable: «Muévete más y come menos». Te sueltan una charla rápida y te entregan un folleto sobre nutrición que no es más que un copia-pega de las directrices elaboradas por las autoridades sanitarias. Y, tras este asesoramiento que tiende a ser inapropiado y sin sustancia, cuando los pacientes no logran adelgazar, ¿a quién culpan los médicos? Lo has adivinado: a los pacientes.

Hasta hace muy poco, los médicos consideraban que el sobrepeso era principalmente un fallo de la voluntad. A las personas obesas se las ha visto por regla general como víctimas de su propia indolencia o ignorancia, o de una combinación de las dos cosas. Sin embargo, gracias a las investigaciones que se han realizado en este campo, hoy sabemos que la obesidad tiene una base biológica. Se trata de una dolencia y, en el capítulo 1, explicaré por qué es necesaria tan a menudo una intervención médica para revertirla.

Pero también sabemos que la obesidad es un fenómeno complejo. Engordar es un proceso en el que influyen muchos factores; es decir, no existe una sola causa. Por eso les cuesta tanto a los médicos ofrecer un tratamiento efectivo. Las consultas de veinte minutos, que son la norma en el sistema sanitario, no proporcionan suficiente tiempo para que los médicos y los pacientes desentrañen la mezcla de variables tanto físicas como psicológicas que pueden complicar el mantenimiento de un peso adecuado.

Como médica que trabaja exclusivamente con personas que sufren obesidad, sé bien que, para abordar convenientemente el problema, no pueden ignorarse estos factores mentales y físicos. Pero también sé que toda esta complejidad y este estigma son justo la razón por la que los medicamentos análogos del péptido similar al glucagón de tipo 1 (GLP-1), como Ozempic, Wegovy, Mounjaro o Zepbound, son la herramienta más potente y beneficiosa que puedo ofrecerles hoy a mis pacientes, pues puede cambiarles la vida y salvársela.

Aunque las personas que vienen a mi consulta han vivido muchos tipos de experiencias que han contribuido a su sobrepeso, los análogos del GLP-1 les funcionan a casi todas ellas. Por ejemplo, a pacientes como Alice, que estaba recuperándose de un trastorno por atracón. O a David, que, tras haber participado en maratones toda su vida y tener que dejarlo por una estenosis espinal, necesitaba recuperar un peso saludable para poder someterse a una cirugía correctiva. O a Catherine, que no lograba adelgazar después de un embarazo. Ayudo también a mujeres que necesitan perder peso para poder iniciar tratamientos de fertilidad. A personas que han engordado como consecuencia de tratamientos contra el cáncer. A pacientes que se recuperan de traumas sexuales. A personas que encadenan regímenes de adelgazamiento sin lograr perder peso. A alcohólicos en recuperación que reemplazan la bebida con comida. Y a otras personas que no logran localizar la causa, pero saben que la báscula lleva marcando 20 kilos de más en los últimos diez años y no hay manera de que esa cifra baje.

En general, los pacientes que acuden a mi consulta y usan medicamentos análogos del GLP-1 sienten un alivio increíble cuando se demuestra que la razón por la que no adelgazaban era una dolencia que podía corregirse. Descansan por fin al silenciar el ruido mental sobre la comida, esa voz en su cabeza que siempre estaba centrándose en lo siguiente que tenían que comer. Tras muchos años o toda una vida de estar controlándose sin descanso, logran al fin sentir lo que es dejar los cubiertos en la mesa porque se sienten saciados. Cuando ya no tienen que luchar contra la biología o temer a la báscula, se sienten por fin con fuerzas para abordar otros factores que pueden haber contribuido a su sobrepeso. Y es que, con la ayuda de los análogos del GLP-1, se puede separar lo médico de lo emocional y conductual de una manera nueva y profunda.

La promesa de los análogos del GLP-1

Aunque estos medicamentos hayan sido de considerable ayuda para mis pacientes y para muchas otras personas, los medios de comunicación no están informando sobre ello, sino que se han centrado en las historias de los famosos obsesionados por su imagen corporal o en dar titulares alarmistas sobre la llamada «cara de Ozempic» (efecto en el rostro de un adelgazamiento súbito) o sobre el «estómago paralizado» (descripción médicamente inexacta de la gastroparesia, un efecto secundario adverso muy poco común). Como se malinterpreta y se estigmatiza la obesidad, se hace lo mismo con los medicamentos que pueden tratarla.

Es hasta cierto punto lógico que la gente sea escéptica al oír hablar de un nuevo «medicamento que hace maravillas», sobre todo si tiene que ver con el adelgazamiento. En Estados Unidos, por ejemplo, la autoridad reguladora que aprueba los medicamentos que se pueden comercializar en el país ha cometido errores garrafales. En los años noventa, fue el fen-phen (medicamento a base de fenfluramina y fentermina), un compuesto estimulante que hubo que retirar del mercado cuando un estudio confirmó que uno de sus componentes, la fenfluramina, dañaba las válvulas del corazón. Luego llegó orlistat, que acabó siendo más conocido por provocar incontinencia fecal que por ayudar a adelgazar. (Hay que decir que, además de manchar la ropa interior, no era muy efectivo). Sin embargo, a diferencia del fen-phen y orlistat, los médicos llevan desde el año 2005 recetando análogos del GLP-1 para el control del azúcar en sangre y más de una década para el control del peso, lo que ha establecido unos antecedentes sólidos de seguridad y eficacia. El desastre del fen-phen también llevó a la creación de unos protocolos mucho más robustos para el estudio de los medicamentos antes de comercializarlos.

Además de muchos fallos médicos, nos topamos también con la industria del adelgazamiento, carente de regulación, que solo en Estados Unidos mueve más de veinte mil millones de dólares al año,[1] y no porque funcione, ¡sino justo porque no lo hace! Los programas comerciales de control del peso han ayudado a algunos clientes a adelgazar, pero la gran mayoría de las personas que los han aplicado han recuperado los kilos que habían perdido, y a menudo han añadido aún unos cuantos más (explicaré este fenómeno en el capítulo 1).

En medio de esta realidad tan desoladora, surgió el movimiento de la positividad corporal como una importante alternativa a la cultura de las dietas de adelgazamiento. El concepto de «salud con cualquier talla» ha puesto sobre la mesa la estigmatización del peso en la medicina, dándole a la gente herramientas para argumentar y obligar a los médicos a reconocer sus sesgos. Hoy en día hay seguramente menos personas de cualquier talla y edad que se avergüencen de su aspecto. Sin embargo, a pesar de este cambio a mejor en las actitudes, subsiste una evidencia científica abrumadora que vincula la obesidad con problemas de salud graves que pueden sobrevenir con el tiempo. Ahondaré en este asunto en el capítulo 4, pero el resumen es que un índice de masa corporal (IMC) superior a 30, combinado con un vientre voluminoso, aumenta el riesgo de padecer distintas enfermedades. De todas formas, en mi opinión, la positividad corporal y los análogos del GLP-1 no son adversarios en el tratamiento de la obesidad, sino aliados.

Los análogos del GLP-1 podrían beneficiar significativamente a la salud y al bienestar de millones de personas si no les disuadieran de su uso factores como la estigmatización médica del sobrepeso, la información sesgada que domina en los medios, el fracaso de métodos de adelgazamiento anteriores o las historias que hayan oído de amigos de amigos de amigos a los que se les administró Wegovy y sintieron tantas náuseas que se pasaron tres días seguidos vomitando. Porque la experiencia colectiva de mis pacientes me ha demostrado lo siguiente: la revolución Ozempic lo cambia todo. Estos medicamentos proporcionan al fin una alternativa viable, saludable y razonable a todo lo anterior. Su uso no debe considerarse como opuesto a la positividad corporal, sino como un apoyo. No son otra concesión a la cultura de las dietas de adelgazamiento, sino un medio para liberarse de ella.

En este libro encontrarás todos los datos disponibles sobre los análogos del GLP-1, además de experiencias reales de los pacientes de mi consulta médica, donde aplico mi método SoWell. Todo esto te ayudará a tomar una decisión bien fundada junto con tu médico sobre si debes seguir un tratamiento para regular tu peso.

Más allá de las recetas médicas

Existe aún otro obstáculo que superar para alcanzar el potencial completo de los análogos del GLP-1. Estos medicamentos son efectivos —increíblemente efectivos—, pero su éxito requiere mucho más que una receta médica. Los datos indican lo siguiente: actualmente, hasta un 66 % de la gente deja de recibir las dosis de los análogos del GLP-1 en menos de un año.[2] Es decir, no experimentan el beneficio que se pretende con este tratamiento, que es el mantenimiento a largo plazo de un peso que los proteja de las enfermedades. Necesitamos estudios para comprender por qué tanta gente deja el tratamiento con los análogos del GLP-1 antes de cosechar sus beneficios. De todas formas, como he tenido mucho éxito tratando a pacientes a largo plazo con estos medicamentos, he observado que existen cuatro razones principales.

La primera es que tienen expectativas poco realistas. Por falta de información, creen que perderán peso enseguida. En este libro ofrezco datos claros y descripciones detalladas de cómo es cada paso del tratamiento con los análogos del GLP-1, preparando así a los usuarios para no aflojar durante el largo trayecto que los espera.

En segundo lugar, los pacientes necesitan ayuda para gestionar los efectos secundarios: los usuarios de estos medicamentos deben saber qué comer para evitar los efectos secundarios más comunes (náuseas, diarrea, estreñimiento y cansancio), sobre todo en los primeros meses, que es cuando resulta más habitual que se den. En este libro se ofrece un nuevo marco de opciones de alimentación para afrontar este aspecto al tiempo que se cuida la salud.

En tercer lugar, no cuentan con el apoyo de su entorno. Muchísimos de mis pacientes se topan con la incomprensión de sus familiares y amigos (¡e incluso de su médico!) ante la decisión de usar los análogos del GLP-1. Necesitan, por ello, información que les permita reafirmarse y sentir confianza mientras siguen el tratamiento, algo que no encontrarán en una simple receta.

Y, por último, no se lo pueden permitir. A pesar de su alto precio, que varía según los países, hasta el momento, por regla general, los seguros privados y los sistemas públicos de salud solo cubren estos fármacos para el tratamiento de la diabetes tipo 2, no para el control de la obesidad. Pero se avecinan cambios. Por un lado, a medida que llegan al mercado nuevos análogos del GLP-1, se incrementa la presión para que bajen los precios. Por otro lado, se están llevando a cabo ensayos clínicos que demuestran los beneficios a largo plazo de estos fármacos para la salud cardiovascular y metabólica. Un estudio de 2023 con más de 17.000 participantes —sí, financiado por Novo Nordisk, fabricante de Ozempic, pero de doble ciego y realizado por investigadores en cardiología de primera línea— ha puesto ya de manifiesto que la semaglutida de los análogos del GLP-1 (comercializados con el nombre de Wegovy) reduce un 20 % el riesgo de complicaciones cardiacas como infartos y derrames cerebrales.[3] Gracias a los ensayos clínicos que demuestran estos beneficios más amplios, es cada vez más probable que los sistemas públicos de salud acaben financiando el tratamiento con estos medicamentos para más casos, aparte de la diabetes tipo 2.

Presentación del método SoWell

Este libro puede salvar la brecha que existía hasta ahora entre la receta de análogos del GLP-1 y el éxito del tratamiento. La obra que tienes en las manos gira en torno al método SoWell, un tratamiento holístico de la obesidad y el sobrepeso crónico que, usado en combinación con los análogos del GLP-1, consolida diez años de experiencia recetándolos. Verás que el método comparte aspectos con otros con los que quizá estés familiarizado, pero tiene un enfoque muy diferente que es producto de mi experiencia tratando a miles de pacientes, gran parte de los cuales acumulan muchos años de mantenimiento tras el adelgazamiento.

El método SoWell, que puede usarse para apoyar el uso de los análogos del GLP-1 o de manera independiente, se fundamenta en tres pilares:

1. **Los hábitos básicos**, que incluyen un registro diario de alimentos y estados de ánimo. Mis pacientes reconocen algunos de estos hábitos de otros momentos en los que intentaron perder peso. Sin embargo, durante el tratamiento con los análogos del GLP-1, los experimentan de manera totalmente distinta. Los medicamentos los ayudan a alcanzar una neutralidad emocional que reduce su resistencia a adoptar nuevos comportamientos más saludables.

2. **Las bases de la alimentación.** Cuando usan los análogos del GLP-1, muchos de mis pacientes experimentan saciedad con la comida por primera vez en su vida. Al aprender a ampliar

las opciones de alimentación para reducir los efectos secundarios de los GLP-1 y aumentar la sensación de saciedad, empiezan a sentar las bases que les permitirán liberarse de la cultura de las dietas de adelgazamiento, orientada a la restricción. El enfoque de alimentación del método SoWell (combinado con los análogos del GLP-1) te llevará al punto opuesto de la obsesión por la comida y el efecto rebote de los regímenes de adelgazamiento a los que te hayas sometido en el pasado. Las bases de este método te ayudarán a redirigir toda esa energía, atención y fuerza de voluntad hacia otras áreas de tu vida.

3. **Las bases mentales.** Aquí es donde abordamos el aspecto conductual del adelgazamiento y el mantenimiento, que necesita también atención mientras se usan los análogos del GLP-1. Trabajaremos para hacer aflorar las creencias y pensamientos negativos que podrían haber entorpecido intentos anteriores de adelgazar, así como los que se dan específicamente al usar estos fármacos. Este enfoque también te aportará herramientas conversacionales para generar apoyo social en torno a tu experiencia con los análogos del GLP-1, de manera que puedas responder a todas las críticas con las que te encontrarás por el camino. En definitiva, estas bases mentales están concebidas para ayudarte a sentirte fuerte y confiado mientras usas esta medicación.

Este libro es para ti si…

✓ Has leído titulares y oído habladurías sobre los análogos del GLP-1 y quieres separar el grano de la paja.

- ✓ Necesitas un espacio seguro y sin juicios para tomar en consideración todo el espectro de información sobre los análogos del GLP-1 antes de decidirte a consultarlo con tu médico.
- ✓ Te han recetado análogos del GLP-1 y necesitas un programa complementario o más apoyo. Muy pocos médicos tienen los años de experiencia que he acumulado yo tratando a pacientes con estos fármacos. En compañía de mis pacientes, he descubierto lo que funciona y lo que no, y cómo preparar cada paso del proceso.
- ✓ Ya te has embarcado en el proceso del tratamiento con los análogos del GLP-1 y te has topado con algún obstáculo.

Y, por último, este libro es también para ti si te interesa alguno de los siguientes aspectos:

- ✓ Ahondar en el fundamento científico del control del peso con los análogos del GLP-1 para ayudarte a evitar enfermedades y disfrutar de una vida larga y saludable.
- ✓ Tener herramientas para argumentar en las consultas médicas donde aún predominen actitudes obsoletas, con profesionales que no estén abiertos a nuevas opciones médicas para el control del peso.
- ✓ Contar con directrices y recetas culinarias que te ayuden a comer bien y dejar atrás la cultura de las dietas de adelgazamiento.
- ✓ Conocer historias de éxito en primera persona de pacientes que viven más sanos y felices que nunca gracias a los análogos del GLP-1 y al método SoWell.

LIBERAR LA FUERZA DE VOLUNTAD

Mis pacientes tienen la misma fuerza de voluntad que cualquiera. La gran tragedia de la cultura de las dietas de adelgazamiento y el *wellness* es que tira mucho de la fuerza de voluntad —que es un recurso limitado, como se ha demostrado científicamente— para tratar de perder peso, con resultados a menudo inútiles o incluso dañinos. La alimentación «saludable» se convierte en un estilo de vida que ocupa toda nuestra atención, casi como si fuera un segundo trabajo a tiempo completo.

Crecí en una familia cuyas mujeres lucharon con su peso desde la adolescencia hasta el final de su vida. Mis queridas abuelas estaban siempre charlando en la cocina sobre su siguiente intento de adelgazar. Las oía hablar mucho de cómo volvían a proponérselo después de la última recaída, de las estrategias de moda del momento, de cómo contar las calorías o los pasos, de la dieta del pomelo, etc. Lo intentaron todo. Mientras tanto, a medida que pasaban los años, lo único que conseguían era ganar peso e ir acumulando todas las dolencias asociadas: dolor en las articulaciones, hipertensión, azúcar en sangre. Ninguna de las dos fue capaz de escapar del ciclo. Acabaron falleciendo de trastornos asociados con la obesidad: una de hígado graso, la otra de un derrame cerebral. Me resulta devastador pensar en cuánta energía dedicaron a comportamientos que al final no las ayudaron a estar más sanas y que fueron erosionando su autoestima.

Del uso generalizado de los análogos del GLP-1 acabará emergiendo una larga lista de beneficios para la salud pública. Sin embargo, hay justo un beneficio que, aunque es muy probable que no afecte directamente a esos resultados, podría estar entre los más importantes para los usuarios: los análogos del GLP-1 proporcionan un medio viable para perder peso primero y mantenerlo luego a largo plazo. Gracias a estos fármacos, podrás reorientar toda la atención y la fuerza de voluntad que antes dirigías al plato que ponías en la mesa hacia lo que realmente te importe en la vida. Es un logro tan importante que espero que todo el mundo que lea este libro lo llegue a experimentar de un modo u otro.

PRIMERA PARTE

Qué dice la ciencia

1

Por qué «Hay que esforzarse más» es un consejo médico terrible

Durante siglos, la sociedad —incluidos los médicos— se ha burlado de las personas con sobrepeso y las ha culpabilizado. Se ha tildado alegre y cruelmente a las personas obesas de ser negligentes, carentes de autoestima, débiles y menos competentes que las personas delgadas. Hay muchas razones muy feas para ello: racismo, clasismo o misoginia, por nombrar solo algunas tendencias. Pero como soy médica, en este libro me centraré en el punto de vista de la medicina. La principal razón de que los médicos hayan tratado la obesidad como un problema de fuerza de voluntad es la ignorancia.

Hoy, gracias a un cuarto de siglo de avances científicos, hemos salido por fin del oscurantismo en la gestión de la obesidad. Cuanto más descubrimos sobre la salud metabólica, más claro nos resulta que mucha gente no podrá adelgazar y mantener el peso solamente con dieta y ejercicio, y en otros casos, aunque en teoría les sea posible, sería tan duro en la práctica que pocos lo conseguirían.

Quizá tú te encuentres entre uno de estos casos. Por mucho que restrinjas lo que comas o cuentes los macronutrientes o aumentes el ejercicio, la tendencia a largo plazo que experimentas es la de engordar. La ciencia ha descubierto que no es la fuerza de voluntad lo que te falla, sino el cuerpo. Con mucha frecuencia, el sobrepeso crónico es el síntoma de un trastorno subyacente. Y ¿cómo tratamos cualquier otro tipo de dolencia? Pues no culpabilizando al paciente o exhortándolo a que «se esfuerce más», sino con medicación.

Piensa, por ejemplo, en la hipertensión, un trastorno que se puede controlar normalmente con una combinación de fármacos y modificación de conductas. Cuando la enfermera te quita el tensiómetro del brazo, ¿esperas con el estómago encogido la reprimenda de rigor? ¿Te sientes mal contigo mismo cuando te sale una medición alta? En la mayoría de los casos, la respuesta sería que no: tu tensión es solo un dato, nada más.

Es decir, cuando tienes la tensión alta, ¿te dice tu médico: «Hum, tienes que esforzarte más»? Por supuesto que no. Lo más probable es que te recete directamente algún fármaco para controlar los síntomas, a la vez que te recomienda cambios en el estilo de vida (uno de los cuales podría ser perder peso, pues la hipertensión es una complicación asociada a la obesidad).

La gran diferencia entre estas dos situaciones es que nadie pone en tela de juicio la idea de que la hipertensión sea una dolencia dañina pero reversible. Y, hasta hace poco, no había ningún medicamento que pudiera recetar un médico para revertir la obesidad de manera efectiva.

Los avances en la salud metabólica

Gracias a décadas de investigaciones, hoy sabemos más allá de toda duda que la obesidad no tiene su origen en la falta de fuerza de voluntad. Es un trastorno crónico, reincidente y progresivo con un conjunto complejo de causas, tan complejo que aún no las conocemos todas. Científicos y médicos prominentes siguen debatiendo intensamente sobre las causas de la obesidad, y no todos los médicos estarán de acuerdo con mis conclusiones como especialista en obesidad.

Dada esta complejidad, puede que los médicos no sean nunca capaces de identificar las razones exactas por las que alguien en concreto haya adquirido un sobrepeso crónico. Esta es la primera razón por la que «come menos y muévete más» o «esfuérzate más» son malísimos consejos: se trata de directrices genéricas para una enfermedad que es increíblemente individual.

A pesar de que aún hay mucho por descubrir, estamos mucho más cerca que nunca de identificar y tratar las causas de la obesidad, y, aunque la estigmatización del sobrepeso es un problema innegable en la medicina, el mejor modo de combatirla es aprender sobre lo que está ocurriendo en el propio cuerpo, a fin de tener los argumentos que nos permitan defendernos de las críticas y dejar la culpa atrás.

Así que ¡felicidades! Acabas de ser admitido en mi miniescuela médica sobre la obesidad. Cuando acabes de leer esta parte, tendrás más conocimientos sobre la salud metabólica y la biología de la obesidad que algunos médicos de atención primaria.

Los fundamentos de la medicina de la obesidad

Empecemos con las explicaciones convencionales de la vieja escuela de por qué engorda la gente. Estas explicaciones, a las que a menudo se alude genéricamente como factores de estilo de vida y que están en el origen del consejo de «come menos, muévete más», son:

- **Factores de conducta:** Algunas personas tienen conductas que las llevan a una ingesta excesiva de alimentos y a estilos de vida sedentarios.
- **Factores del entorno:** Los cambios del mundo moderno que nos hacen dependientes del automóvil y el predominio de los

trabajos sedentarios han conducido a estilos de vida que promueven el sobrepeso.

- **Factores socioculturales:** La cultura de los alimentos industriales nos engorda. Hay muchos culpables potenciales: la comida rápida, los alimentos procesados, las grasas vegetales, el jarabe de maíz con alto contenido en fructosa, los carbohidratos baratos y abundantes, el acceso limitado a frutas y verduras, y otros.

Los factores de estilo de vida son importantes. Solo porque sean de la vieja escuela no es equivocado señalarlos, y no los descarto por completo. Los factores de conducta, como las formas de comer poco saludables, son causas reales de obesidad y pueden aconsejar intervenciones efectivas. También necesitamos trabajar a nivel social para que los estilos de vida saludables sean más accesibles y asequibles para todo el mundo.

Al mismo tiempo, sin embargo, estas explicaciones tienden a considerar la obesidad como el resultado de unas opciones voluntarias y, por tanto, alterables, incluso aunque se sepa que están fuertemente influidas por el entorno y la cultura. Si se tratara de las únicas culpables, decirle a alguien «deja de comer tanto» podría incluso ser razonable.

Pero, gracias a los avances científicos, hoy conocemos dos nuevas causas que explorar y tratar, y que ponen en tela de juicio las estrategias convencionales del «come menos, muévete más» o del recuento de calorías: **la desregulación neurohormonal** y **la genética**.

DOLENCIAS VINCULADAS A LA OBESIDAD

Antes de recetarte análogos del GLP-1, el médico debería examinarte para ver si sufres alguno de los siguientes trastornos o dolencias, que podrían estar contribuyendo a la obesidad que padeces.

- Síndrome del ovario poliquístico (SOP)
- Síndrome metabólico
- Prediabetes
- Diabetes tipo 2
- Hipotiroidismo
- Trastorno por atracón
- Síndrome de la ingesta nocturna
- Apnea del sueño
- Depresión o trastornos emocionales

Las hormonas y el cerebro

La ciencia ha empezado a reconocer que muchas de las causas subyacentes de la obesidad son en gran medida fisiológicas, no simplemente conductuales, debido a una actividad neurohormonal anormal en el cerebro.

Para regular el peso, el hipotálamo (glándula situada en el cerebro) se comunica con las hormonas adiposas (de la grasa), el sistema digestivo y las hormonas pancreáticas, así como los nutrientes de los alimentos que ingieres.[1] Cuando te encuentras en un estado de salud óptimo, todas estas hormonas funcionan coordinadas con el cerebro para mantener la homeostasis energética del cuerpo; es decir, comes lo que necesitas para satisfacer las necesidades de energía, el cuerpo metaboliza los alimentos para obtener energía y mantienes un peso estable. No es posible controlar conscientemente las señales de las hormonas, pero, cuando el cerebro las recibe, sí se notan los efectos. Estas señales controlan aspectos como el hambre que sentimos, lo rápido que experimentamos la sensación de saciedad o lo bien que nos sabe la comida. Dicho con otras pala-

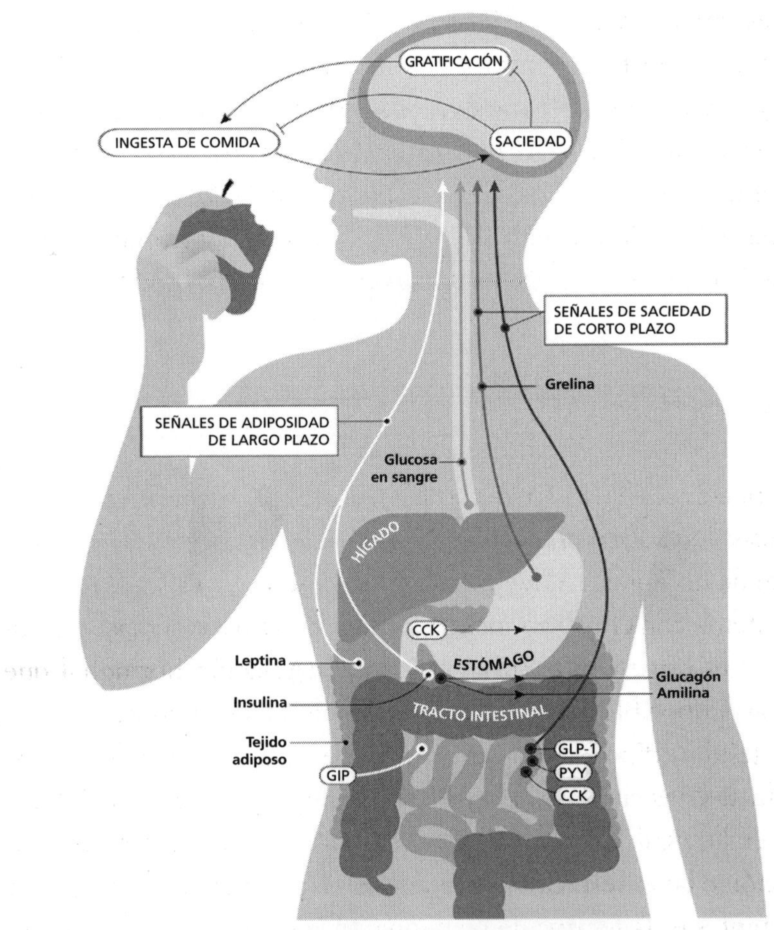

LA BIOLOGÍA DE LA GANANCIA DE PESO
Hay más de 400 genes y 40 hormonas implicadas en la regulación del peso.

bras, es la forma en que el sistema nervioso central nos empuja a comer, del mismo modo en que la necesidad de oxígeno que tiene el cuerpo nos impele a respirar.

Cuando estas hormas se desregulan —y en breve explicaré algunas de las razones por las que ocurre esto—, no eres capaz de dejar de comer en la misma medida en que no podrías dejar de respirar. Se trata de un problema fisiológico, no meramente conductual.

Aunque esta imagen pueda parecer complicada, es en realidad una descripción muy simplificada de los complejos mecanismos de interrelación entre el cerebro, el sistema digestivo, el páncreas, la grasa y la alimentación.[2] Incluye las nueve hormonas implicadas en el peso corporal de las que más sabemos: la grelina, el péptido similar al glucagón de tipo 1 (GLP-1), el péptido YY (PYY), la colecistoquinina (CCK), la insulina, el polipéptido insulinotrópico dependiente de la glucosa (GIP), el glucagón, la amilina y la leptina.

La grasa es un órgano

Pocas personas se dan cuenta de que la grasa no es una masa amorfa y pasiva que simplemente está ahí ocupando espacio. De hecho, se trata de un órgano muy potente y dinámico. Hasta diría que es el más potente con el que contamos. Y, cuando se hace demasiado potente, es el principal impulsor de la desregulación hormonal que hace casi imposible adelgazar y cada vez más fácil engordar.

El tejido adiposo (la grasa) produce más de 600 adipocinas, unas sustancias similares a las hormonas que influyen, entre otras cosas, en la regulación del apetito, la sensibilidad a la insulina, la inflamación o las enfermedades cardiacas.[3] Una de las adipocinas más importantes es la leptina, la hormona de la saciedad, que se comunica directamente con el cerebro para mantener el equilibrio del almacenamiento saludable de grasa. Cuando existe un aumento de grasa en un cuerpo con un peso óptimo, la leptina avisa al cerebro para que inhiba la ingesta de alimentos y estimule el gasto de energía. Por el contrario, en un cuerpo demasiado delgado, disminuirá la leptina, avisando al cerebro de que es necesario comer y conservar la energía.

Por tanto, a más grasa, más leptina, y, dado que la leptina es la hormona de la saciedad, podríamos asumir que esta situación sería óptima, pues el cerebro recibiría la señal de disminuir el hambre a fin de reducir la acumulación de grasa. Lamentablemente, no es así. Al igual que ocurre con la resistencia a la insulina (de la que hablaremos a continuación), cuando hay demasiada leptina, el cerebro se vuelve resistente al mensaje de la hormona, con la consecuencia de que se reduce la sensación de saciedad, lo que lleva a comer más de la cuenta, a engordar y a promover el ciclo de producción excesiva de leptina.[4]

Podría pensarse que, si partimos de un peso óptimo, ¿no debería el cuerpo permanecer sensible a la leptina y mantener el equilibrio de peso y sensación de hambre? Así era históricamente. Sin embargo, las investigaciones han descubierto que las neuronas del cerebro receptoras de la leptina se han visto perjudicadas por la dieta moderna occidental, compuesta de alimentos apetecibles de manera «antinatural» por su composición rica en carbohidratos simples y grasa saturada.[5]

Se ha generado un ciclo difícil de romper: comer alimentos hipersabrosos afecta a la comunicación leptina-cerebro, lo que lleva a que se reduzca la sensación de saciedad y aumente el apetito, con la consiguiente ganancia de peso, que genera resistencia a la leptina..., la cual lleva a desear ingerir alimentos hipersabrosos. (Sería como cuando le das a alguien la mano y se te lleva el brazo pero a lo grande).

La resistencia a la insulina

La resistencia a la insulina es otro tipo de anomalía neurohormonal que constituye una razón muy frecuente por la que la gente engorda fácilmente y luego tiene problemas para adelgazar.

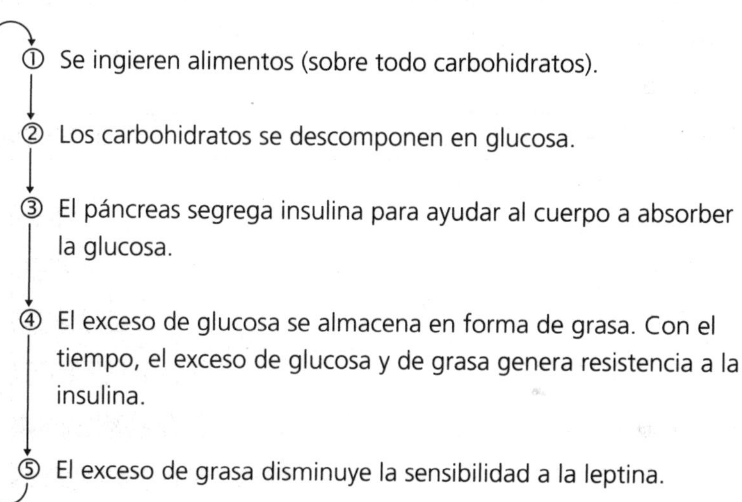

El alimento es lo que usa el cuerpo para generar y almacenar energía. Todos los alimentos están compuestos por tres macronutrientes: carbohidratos, proteína y grasa. Los alimentos que ingieres, sean del tipo que sean, acaban descomponiéndose en elementos que el cuerpo necesita:

Carbohidratos → Glucosa
Proteína → Aminoácidos
Grasa → Ácidos grasos

La glucosa, que proviene de la descomposición de los carbohidratos, es la fuente de energía instantánea que prefiere el cuerpo. Pero no podemos hacer nada solo con glucosa. Para que la glucosa alcance su destino, tiene que viajar en el vehículo hormonal llamado insulina. Las células beta del páncreas segregan la insulina necesaria para que la glucosa llegue al cerebro, los músculos y los demás lugares donde se la necesita.

El cuerpo puede hacer tres cosas con la glucosa:

- Quemarla para obtener energía instantánea.
- Convertirla en cantidades limitadas de glicógeno para un uso posterior.
- Almacenarla en forma de grasa.

¿Qué ocurre cuando comes demasiados carbohidratos y azúcar y acabas teniendo demasiada glucosa en el cuerpo? El páncreas tiene que trabajar más de la cuenta para segregar la insulina que permitirá que la glucosa se almacene en forma de grasa.

Con el tiempo, si te circula demasiada glucosa por el cuerpo y se te acumula demasiada grasa, la insulina no funcionará tan bien como antes. Desarrollarás resistencia a la insulina, precursora de la diabetes. Cuando se padece diabetes tipo 2, a la resistencia a la insulina se le añade el agotamiento del páncreas, que puede dejar de producir insulina por completo.

En los casos de resistencia a la insulina, aunque el páncreas continúa segregándola, el cuerpo se hace cada vez más insensible a ella. La consecuencia es que se requiere cada vez más insulina para que la glucosa circule y abastezca de energía al cuerpo o se almacene en forma de grasa. Y, mientras el cuerpo y el páncreas se ponen de acuerdo sobre cuánta insulina hace falta, la glucosa permanece en la sangre, lo que da lugar a la hiperglucemia (azúcar alto en sangre).

A medida que suben los niveles de insulina, el cuerpo tiende a emitir aún más señales para acumular grasa y aumentar la sensación de hambre. En lugar de utilizar la glucosa para transformarla en energía instantánea, el cuerpo se vuelve más proclive a almacenarla. Incluso en un cuerpo sano, si los niveles de glucosa exceden las necesidades de energía, la glucosa se almacenará en forma en grasa.

Todos estos cambios hormonales causados por la resistencia a la insulina explican lo que está ocurriendo en el cuerpo cuando la gente dice: «Por más que lo intente, sigo engordando». Antes los médicos asumían que la persona estaba haciendo algo mal. Hoy sabemos que, en realidad, el problema podría provenir de la resistencia a la insulina.

Además de la leptina y la insulina, hay otras señales hormonales que tienen un papel fundamental en la regulación, a través del hipotálamo, de la ingesta de alimentos y el gasto de energía:

- La grelina, secretada por el estómago, estimula el apetito.
- El péptido YY (PYY) y la colecistoquinina (CCK), secretados por el intestino, inhiben la ingesta de alimentos (disminuyen el apetito) y ralentizan el vaciado del estómago.
- El glucagón, secretado por el páncreas, mantiene la homeostasis energética y de la glucosa en sangre. Cuando se da una restricción de energía (alimentos), reduce el apetito y aumenta el gasto de energía.
- La amilina, secretada por el páncreas junto con la insulina, suprime el apetito e inhibe la ingesta de alimentos, ralentiza el vaciado del estómago y detiene la secreción del glucagón.

- El péptido similar al glucagón de tipo 1 (GLP-1) y el polipéptido insulinotrópico dependiente de la glucosa (GIP), secretados por el intestino, estimulan la secreción de insulina y suprimen la de glucagón para gestionar la ingesta de nutrientes; regulan el hambre y ralentizan el vaciado del intestino.

Por qué las dietas son tan destructivas

La pérdida de peso conduce a cambios biológicos compensatorios que hacen que sea casi imposible mantener el peso alcanzado al adelgazar. Como en los casos anteriores, la causa está en las hormonas. En un estudio de 2011, se demostró que existen desequilibrios hormonales significativos que se prolongan hasta un año después del adelgazamiento.[6]

En teoría, la restricción de calorías debería dar lugar a la pérdida de grasa. Pero estoy segura de que has probado esa estrategia y sabes lo que ocurre: se dispara el hambre, que se vuelve omnipresente. Si no comes, estás pensando todo el tiempo en lo siguiente que vas a comer. La razón es que el sistema digestivo estimula la producción de grelina, que grita: «¡Me muero de hambre! ¡Dame comida!».

También sabemos que, cuando restringimos las calorías y perdemos peso, el cuerpo responde enviando al cerebro menos leptina, CCK, PYY y GLP-1, lo que promueve el hambre y lleva a engordar de nuevo.

Los estudios con imágenes por resonancia magnética han demostrado que, cuando se reducen los niveles de leptina, el cerebro responde ante la vista de comida estimulando sus centros de gratificación. Estos estudios también muestran que cada vez que te sometes a dieta, las reacciones del cerebro se vuelven más potentes.[7] Si alguna vez te has sentado a una mesa presidida por una bandeja de dónuts de reluciente glaseado sin poder dejar de pensar en ellos, la razón es esta. Estabas sufriendo los efectos de un funcionamiento neurohormonal anormal.

La «cura» de la dieta baja en carbohidratos

Ahora ya entiendes la razón fisiológica que hace prácticamente imposible existir en un estado crónico de ingesta baja de calorías. Como la manera más factible de quemar grasa es reducir la insulina, si queremos deshacernos de la grasa únicamente mediante la restricción de alimentos, la teoría es que podría hacerse con una dieta muy baja en carbohidratos o cetogénica.

Igual que los nutrientes que ingerimos pueden alterar el funcionamiento hormonal apropiado, también pueden corregirlo. Las dietas altas en azúcar y en carbohidratos promueven la resistencia a la insulina. Pero si restringimos los carbohidratos, habrá menos glucosa circulando por el sistema, el nivel de azúcar en sangre permanecerá bajo y el páncreas responderá secretando menos insulina.

Cuando el cuerpo necesite energía en este estado de restricción de glucosa, acudirá al hígado, que almacena azúcar justo para cuando se dé esta situación. El hígado es como un generador de reserva que tiene el cuerpo para cuando falta energía en el sistema. En un par de días, el cuerpo quemará rápidamente esas reservas y luego pasará a quemar la grasa, un fenómeno conocido como cetosis. Al quemar la grasa, los niveles de leptina empezarán a normalizarse y se tendrá menos hambre. Y, con el tiempo, también desaparecerá la resistencia a la insulina.

CÓMO EL CUERPO QUEMA ENERGÍA
(O SEA, CÓMO PIERDE GRASA)

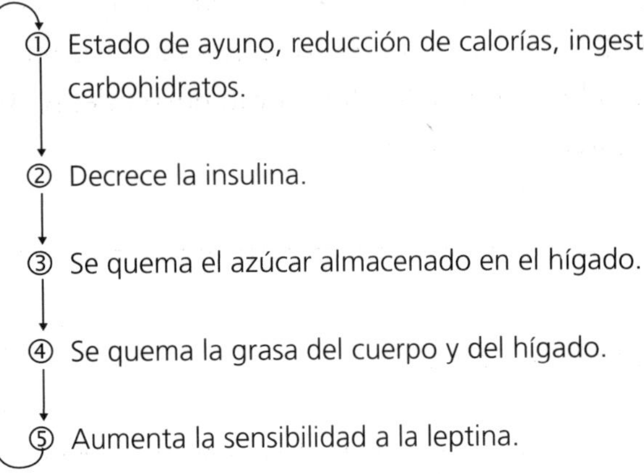

El problema es que, en la práctica, muy poca gente es capaz de mantener a largo plazo una dieta baja en carbohidratos. No estamos diseñados para descartar grandes grupos de alimentos, y hacerlo puede conllevar numerosos inconvenientes.

No es solo que las dietas no nos funcionen, sino que además pueden empeorar las cosas al abocarnos rápidamente a la desregulación hormonal. La gente no suele ponerse a dieta solo una vez, sino que entra en la dinámica del efecto rebote. Y, cuanto más se pone a dieta, más difícil resulta adelgazar la siguiente vez. La restricción potencia las señales de hambre, por lo que la gente no solo recupera el peso que había perdido, sino que engorda aún más. Y, cada vez que nos volvemos a poner a dieta, aumenta un poco el punto de referencia que tiene el cuerpo para tratar de mantener un peso determinado mediante la homeostasis.

He visto innumerables pacientes cuyos problemas de peso son la consecuencia directa de décadas de dietas con efecto rebote. Como Gretchen, un ama de casa con hijos del noreste de Estados

Unidos (he cambiado los nombres de todos los pacientes y, a veces, los detalles identificativos, para proteger su intimidad). En la universidad, no estaba contenta con su 1,69 de estatura y sus 72 kilos. Aunque el índice de masa corporal la situaba en la categoría de sobrepeso, es probable que tuviera un peso metabólico sano (hablaré más sobre los pros y los contras del IMC como herramienta de evaluación en el capítulo 4).

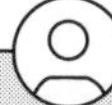

MI HISTORIA

Engordar por ponerme a dieta

Me he pasado toda la vida creyendo que tenía sobrepeso no por cómo me sentía, sino por mi aspecto. Al final, tras años de someterme a dieta, llegué a estar obesa, pero ya no quería seguir poniéndome a régimen. Me preocupaba que los análogos del GLP-1 fueran a ser más de lo mismo, pero lo cierto es que cambiaron mi vida para siempre.

GRETCHEN

Como les ocurre a muchos de mis pacientes, las ideas culturales en torno al peso y la belleza llevaron a Gretchen a una vida de dietas con efecto rebote desde la época de la universidad. Cada vez que se ponía a régimen, perdía 7 kilos y luego recuperaba más de lo que había adelgazado. Al cumplir 40 años, alcanzó los 90 kilos, momento en que decidió someterse a un régimen de «batidos». Bebía dos batidos al día, se aplicaba furiosamente a hacer ejercicio y luego tomaba una cena «sensata». En cinco meses bajó a 69 kilos, pero no fue capaz de mantenerlos. A partir de ese momento, comenzó a recuperar peso sin poder hacer nada para detener el proceso. En nuestra primera consulta había alcanzado los 102 kilos y estaba deprimida y enfadada. Había decidido no volver a ponerse nunca más a dieta. Sin embargo, su historial le había dejado huella: se había vuelto resistente a la insulina y prediabética, y padecía un dolor debilitante en las articulaciones.

Las dietas también conducen a una adaptación metabólica

No son solo las hormonas del hambre las que te conducen a recuperar el peso perdido tras un régimen de adelgazamiento. Las dietas también afectan al índice metabólico basal (IMB), que es la cantidad mínima de calorías que necesita quemar el cuerpo para sobrevivir. Dicho con otras palabras, hacer régimen enseña al cuerpo a sobrevivir con menos calorías, un efecto que persiste mucho tiempo después de acabar la dieta, y probablemente para siempre.

Son muchos los estudios que han llegado a esta conclusión. El más famoso es el que analizó el metabolismo basal de los dieciséis concursantes de un programa de la televisión estadounidense de la primera década del siglo llamado *The Biggest Loser* (*Perder para ganar*, en España), en el que los participantes competían para ver quién adelgazaba más a lo largo de treinta semanas.[8] A modo de resumen diremos que, a causa de la adaptación metabólica, cuantas más veces nos sometemos a dieta, más esfuerzo nos cuesta perder kilos.

La genética y la epigenética

Hay aún otra pieza fundamental para completar el puzle que explica por qué puede ser tan difícil perder el peso que nos sobra: la obesidad es en gran medida genética. En estudios realizados con gemelos se ha demostrado que la tendencia del cuerpo a engordar se debe en un 70 % aproximadamente a la herencia familiar. Solo un 30 % está ligado al entorno.[9]

Sabemos esto gracias al trabajo pionero del doctor Albert Stunkard, un investigador médico que fue de los primeros en exponer el profundo error de achacar la obesidad principalmente a un «desorden de la voluntad», tal y como lo describían los médicos a principios del siglo XIX. De no ser por los estudios que realizó Stunkard sobre adopciones y gemelos en la década de los ochenta, quizá hoy no existiría la especialización médica en obesidad.

Stunkard examinó en primer lugar a 540 adultos adoptados y comparó su peso con el de sus padres adoptivos y biológicos. Averiguó que no existía ninguna relación entre el peso de las personas adoptadas y sus padres adoptivos, que eran quienes les habían suministrado el alimento y servido de modelo mientras crecían. En cambio, el peso de los participantes en el estudio coincidía en gran medida con el de sus padres biológicos.

Estos hallazgos tan sorprendentes aportaron una explicación que apoyaba la hipótesis de que la naturaleza prepondera sobre la crianza, y que se consolidó aún más cuando Stunkard prosiguió sus estudios con cientos de gemelos que se habían criado tanto juntos como separados.[10] El investigador averiguó que el IMB de los gemelos era prácticamente idéntico, independientemente de si habían crecido juntos o separados, lo que reforzaba la idea de que el entorno (la crianza) era en gran medida irrelevante en lo que respectaba al peso corporal.

¿Significa esto que deberíamos dejar de tratar de cambiar nuestra conducta y el entorno? Ni siquiera el doctor Stunkard pensaba semejante cosa. Pero sus estudios ponen de relieve que el sobrepeso es un fenómeno principalmente biológico que requiere soluciones más allá de la iniciativa individual.

El misterioso pico de obesidad actual

Desde que Stunkard desarrolló su investigación, se han vinculado a la obesidad más de 500 genes.[11] Sin embargo, la genética por sí sola no puede explicar que, desde 1980, haya aumentado la prevalencia de la obesidad en la población. Entre 1980 y 2018, el porcentaje de población estadounidense con IMC superior a 30 pasó del 13,4 % al 42,4 %. También aumentó durante este periodo la población con obesidad extrema (IMC de 40 o superior), pasando del 0,9 % al 9,2 %.[12]

¿Qué fue entonces lo que ocurrió en 1980? Para explicar este aumento tan acusado de la obesidad se han sugerido muchas explicaciones, que van desde los subsidios al maíz hasta la comida basura hipersabrosa o la generalización del uso del aire acondicionado. Este cambio de porcentaje de población es demasiado rápido para que lo pueda explicar la genética. Sin embargo, la emergente ciencia de la epigenética aporta la explicación de un posible componente hereditario.

La epigenética, que significa literalmente «por encima de la genética», es el estudio de cómo se produce la intersección entre la genética y la exposición a la vida. Esta exposición —fetal, viral, al entorno, nutricional, etc.— tiene el potencial de cambiar la expresión de los genes. Como ha afirmado el investigador sobre la obesidad George Bray, en una cita que popularizó la científica Elizabeth Blackburn: «Los genes cargan el arma y el entorno aprieta el gatillo».[13]

Aún sigue siendo objeto de debate la idea de que la epigenética pudiera ser heredable. Por ejemplo, sería posible argumentar que, cualquiera que fuese el nuevo factor que se introdujo en 1980, este habría simplemente persistido, influyendo en la expresión de los genes de cada generación mediante la exposición inmediata a él. Dicho de otro modo: si los subsidios al maíz fueron la causa del pico, habríamos estado comiendo demasiado jarabe de maíz desde esa fecha.

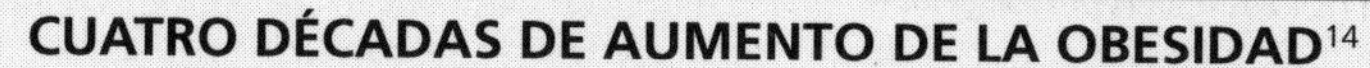

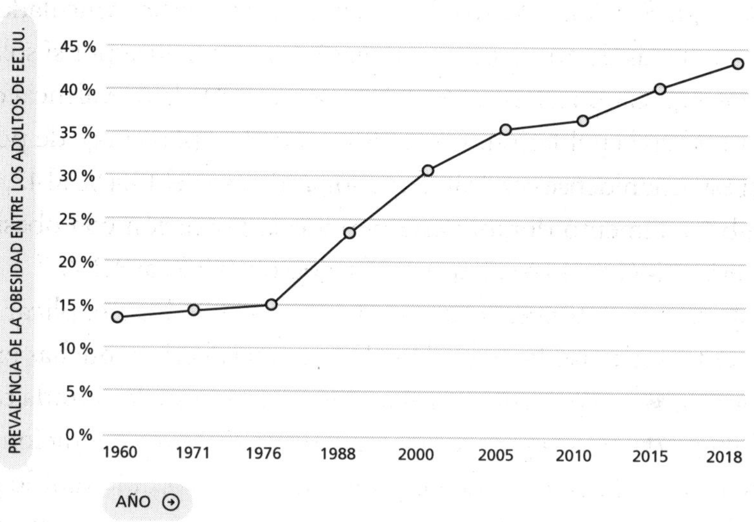

Sin embargo, algunos estudios indican la posibilidad de que la epigenética relacionada con la obesidad se transmita de generación en generación. Por ejemplo, se descubrió que los hijos nacidos de madres que habían adelgazado después de una cirugía bariátrica practicada antes del parto tenían menos riesgo de padecer obesidad que los nacidos de madres que habían dado a luz antes de dicha operación.[15]

Por qué importa todo esto

Las investigaciones apuntan a que en 2030 serán obesos aproximadamente el 50 % de los adultos estadounidenses y un 25 % padecerá obesidad severa (con IMC por encima de 35).[16] Si pudiéramos encontrar un modo de combatir de manera generalizada la obesidad de una sola generación —una posibilidad muy ambiciosa, aunque factible si se generalizara el uso de los análogos del GLP-1—, es muy probable que pudiéramos ser por fin capaces de revertir esa tendencia que comenzó en los años ochenta. El resultado sería que prácticamente la mayoría de la población futura no tendría que depender de la intervención médica para mantener un peso saludable, es decir, la situación en la que hoy nos encontramos.

La promesa de los análogos del GLP-1

Cualquiera que sea la razón más preponderante o crucial de la obesidad, la realidad es que muchos estadounidenses están enfermos y aún lo estarán más. Aunque la obesidad no sea un indicador perfecto, sí que predice con bastante acierto la posibilidad de que quienes la padecen sufran enfermedades agudas en el futuro. Por suerte, hoy contamos con medios potentes para tratar e incluso revertir esta dolencia, tanto si la causa es conductual como ambiental, sociocultural, hormonal, metabólica o genética.

2

Los análogos del GLP-1 revierten la obesidad, acaban con las dietas de efecto rebote y te protegen de las enfermedades

Mi paciente Amelia es una mujer extrovertida y extraordinariamente capaz que dirige un equipo de enfermería en una ciudad importante de Estados Unidos. También está muy alejada del estereotipo de persona obesa. Se crio en el seno de una familia con hábitos muy saludables y fue bailarina en el instituto y la universidad. Durante la mayor parte de su etapa adulta, se tomó muy en serio lo de estar en forma y llegó a practicar *crossfit* y *orangetheory*. Su idea de unas vacaciones ideales es hacer senderismo. Sin embargo, cuando la conocí en 2020, a la edad de 34 años, pesaba 147 kilos.

Piensa si puedes identificarte con cómo llegó Amelia a ese punto. De adulta, su peso fue oscilando entre los 80 y los 90 kilos, pero mantenerse en ese rango le costaba mucho esfuerzo. Construyó todo un estilo de vida en torno a hacer dieta y ejercicio, a pesar de lo cual, al acercarse a la treintena, empezó a engordar cada vez más. Siguió a rajatabla programas de alimentación y ejercicio, incluso contratando entrenadores personales y chefs, pero, tras perder entre 20 y 30 kilos, los recuperaba e incluso engordaba más aún con la misma rapidez que adelgazaba.

Entonces llegó la pandemia del COVID-19. Amelia se encontró trabajando dieciocho horas diarias sin descanso. Abrumada emocional y físicamente, no tenía tiempo ni energía para hacer ejercicio. Al inicio de la pandemia su peso era el más alto que había tenido nunca, y engordó 20 kilos más a lo largo de un periodo de cuatro meses, a la vez que su salud se fue deteriorando. Le dolían mucho las articulaciones y algunas mañanas le costaba un esfuerzo enorme levantarse de la cama. Tenía el sistema digestivo en muy malas condiciones. Cada vez que ingería carbohidratos o azúcar, le dolía terriblemente el estómago y tenía diarrea y otras molestias, por lo que apenas comía. Luego llegó un momento devastador: cuando se dio cuenta de que no estaba en forma para seguir haciendo senderismo. Con el nuevo peso que había alcanzado, apenas se reconocía a sí misma.

Al recuperar el equilibrio entre la vida personal y el trabajo con el fin de la pandemia, Amelia se propuso volver a sentirse bien. Pero tras meses de ejercicio y una dieta prácticamente sin carbohidratos, no perdió peso alguno y tampoco notó ninguna mejoría de salud.

Amelia se puso en contacto conmigo, animada por una paciente suya, que había perdido más de 45 kilos y superado su trastorno por atracón tras acudir a mi consulta. Al principio, Amelia era muy escéptica ante la idea de tomar medicación para adelgazar. Contaba con todos los recursos y herramientas necesarios para perder peso y lo había logrado muchas veces antes. Pero ella sabía que en esa ocasión había más cosas ocurriendo en su cuerpo; estaba enferma y empezaba a creer que necesitaría ayuda.

Como siempre, empezamos con los análisis de sangre. Habiéndose esforzado tanto por mantenerse sana a lo largo de su vida, a Amelia no le resultó fácil asumir los resultados. Se disgustó mucho al saber que le había salido un 8,1 en hemoglobina A1C (HbA1C), lo que confirmaba que padecía diabetes tipo 2. También tenía hipertensión y el colesterol alto, indicadores de una disfunción metabólica. Por su peso, IMC y perímetro abdominal, entraba de lleno en la categoría de «obesidad de alto riesgo», con el consiguiente trauma para Amelia.

El primer trabajo de Amelia como enfermera había sido en un centro de cirugía bariátrica. De modo que, a la vez que comprendía que la obesidad era una enfermedad, también había asumido que la reducción del estómago mediante cirugía era la intervención más efectiva, por no decir que la única. Sin embargo, el procedimiento le daba miedo, pues había visto los daños irreversibles sufridos por un porcentaje pequeño de pacientes. También sabía que la operación no era infalible; de hecho, la paciente que la había puesto en contacto conmigo había recuperado todo el peso que había perdido, y aún había engordado más, tras una cirugía bariátrica.

Amelia había oído hablar de los análogos del GLP-1 por primera vez a través de mi paciente. Por eso, el primer paso que di con ella fue explicarle cómo podían estos medicamentos no solo hacerle adelgazar, sino también revertir las dolencias vinculadas a la obesidad que ya estaba sufriendo a la temprana edad de 34 años.

Los análogos del GLP-1 y el cerebro

Estos fármacos nos permiten tratar la desregulación hormonal de la que hemos hablado en el capítulo anterior. Como recordarás, hicimos un repaso de las hormonas que regulan el hambre y la sensación de saciedad, así como de otros factores que determinan el peso que nos muestra la báscula.

Tras años de intentos fallidos de encontrar un remedio efectivo para la obesidad mediante vías hormonales, los científicos que buscaban un tratamiento para la diabetes acabaron produciendo semaglutida, el ingrediente activo de Ozempic y Wegovy. La semaglutida es una sustancia creada en laboratorio, análoga a la hormona GLP-1 (péptido similar al glucagón). Los médicos la denominan agonista por ser una copia. Mounjaro y Zepbound son también agonistas, pero de dos hormonas (el GLP-1 y el GIP), y su ingrediente activo es la tirzepatida.

Las investigaciones han constatado los potentes efectos de la introducción en el cuerpo, a niveles muy superiores a los naturales, de estos agonistas de acción prolongada. Usados en combinación con cambios en el estilo de vida, son hoy el primer protocolo verdaderamente efectivo para curar el sistema metabólico y tratar la obesidad a largo plazo.

Empecemos hablando del azúcar en sangre.

Hay mucha gente que necesita ayuda para gestionar el azúcar en sangre, no solo quienes padecen diabetes tipo 2 como Amelia. Muchas personas con sobrepeso u obesas son prediabéticas, es decir, tienen indicadores de resistencia a la insulina o niveles de azúcar en sangre que se encuentran en el extremo superior del rango «normal». A menudo, el único síntoma que manifiestan en esta fase es que les cuesta más perder peso. Un estudio realizado por la Universidad de Carolina del Norte en Chapel Hill llegó a la preocupante conclusión de que solo el 12,2 % de los adultos estadounidenses estaban metabólicamente sanos. Para el estudio, se consideró que la salud metabólica entrañaba tener, sin necesidad de medicación, niveles óptimos de cinco factores: azúcar en sangre, triglicéridos, colesterol de lipoproteínas de alta densidad, tensión sanguínea y perímetro abdominal.[1]

Lo anterior nos lleva al **primer superpoder del GLP-1**: regula el azúcar en sangre. Los datos del ensayo SURPASS-1 (en el que se estudió a participantes con diabetes tipo 2 que recibieron tirzepatida durante 40 semanas de tratamiento) mostraron una reducción superior al 2 % de los niveles de HbA1c en las personas que recibieron la dosis completa.[2] (Los análisis de HbA1c miden el porcentaje de glucosa presente en la hemoglobina de los glóbulos rojos y arrojan la media del azúcar en sangre de los últimos tres meses. Se utilizan para diagnosticar diabetes tipo 2 y prediabetes). Casi el 90 % de los participantes en el estudio alcanzaron niveles de HbA1c de menos del 7 %, es decir, dentro del rango recomendado por la Asociación Estadounidense de Diabetes. Entre quienes recibieron la dosis completa (15 mg), más del 50 % logró unos niveles de HbA1c inferiores al 5,7 %, lo que los situó fuera del rango de la prediabetes.

¿Cómo se consiguen estos resultados? Cuando el azúcar en sangre sube mucho, los análogos del GLP-1 le dicen al páncreas que segregue insulina y al hígado que deje de producir azúcar. De esta manera, el sistema puede sacar de la sangre todo el exceso de azúcar, con la consiguiente reducción de la inflamación y el aumento de la protección frente a diversos problemas de salud que podrían sobrevenir.

Pero incluso con niveles de azúcar en sangre normales, si lo que ingerimos supera nuestras necesidades de energía, engordaremos o mantendremos el sobrepeso que padezcamos.

Aquí es donde viene el **segundo superpoder de los análogos del GLP-1**: reducir la sensación de hambre para que comamos menos de manera natural. Como ya hemos explicado, reducir las calorías ingeridas sin medicación llevaría a que las hormonas se pasaran el día gritando: «¡Come más!». Sin embargo, cuando te tratas con los análogos del GLP-1, el estómago tarda más en pasar la comida al intestino. Ese estómago lleno le indica al cuerpo que produzca menos hormonas del hambre y más hormonas de la sensación de saciedad. De esa manera, no solo te sentirás lleno antes, sino durante más tiempo.

Por último, el **tercer superpoder de los análogos del GLP-1** es que, para regular el apetito y la ingesta de alimentos, hablan al cerebro desde el sistema digestivo. Cuanto más GLP-1 tengas en el cuerpo, menos hambre sentirás.

Estos tres superpoderes juntos tienen un efecto profundo en la comunicación entre el cerebro, la grasa y el sistema digestivo. Otros tipos de fármacos para adelgazar actúan en los centros de gratificación del cerebro, que nos impelen a comer. Un ejemplo es Contrave, que combina medicación contra la adicción y contra la depresión. No obstante, los análogos del GLP-1 no actúan solo en el cerebro. Lo que hacen es fortalecer el sistema corporal de regulación del peso, dependiente del circuito de comunicación que se establece entre el cerebro, la grasa, el sistema digestivo y la comida.

Mientras te sigas administrando la medicación y continúes aplicando los cambios de estilo vida que hayas adoptado al iniciar el tratamiento, todos estos factores se aunarán y harán descender el punto de referencia que tenga tu cuerpo para tratar de mantener un peso determinado (mediante la homeostasis). Así, por primera vez en tu vida, podrás perder peso y mantenerte en él. No será sin esfuerzo, pero no necesitarás pasarte el resto de tu existencia luchando contra tu biología tanto en el gimnasio como en la mesa.

Un desglose de los beneficios

Es habitual que la información sobre los beneficios de los análogos del GLP-1 comience aludiendo a cuánto peso puedes aspirar a perder. Como yo soy médica, mis intereses principales son la prevención y la salud, de modo que yo voy a empezar detallando la protección frente a las enfermedades que puede deparar este tratamiento. Como hemos dicho, en los distintos países estos medicamentos están aprobados únicamente para tratar la diabetes, el control del peso y las afecciones cardiovasculares vinculadas al sobrepeso y la obesidad. Sin embargo, las personas que adelgacen con los análogos del GLP-1 notarán mejoría o se curarán de las siguientes dolencias (y la lista no es exhaustiva):

- Resistencia a la insulina
- Diabetes tipo 2

- Síndromes del hígado graso
- Hipertensión
- Colesterol alto y afecciones cardiacas
- Enfermedad hepática crónica (EHC)
- Apnea del sueño

Aunque está bien establecida la eficacia de los análogos del GLP-1 en el tratamiento de la diabetes tipo 2 y las afecciones vinculadas, el primer estudio relevante que demostró su efecto en enfermedades cardiovasculares de personas con sobrepeso u obesidad, pero sin diabetes, no tuvo lugar hasta 2023. En noviembre de ese año, Novo Nordisk publicó los datos íntegros de su ensayo SELECT, y eran mejores de lo que esperaban los médicos orientados a la prevención como yo. Demostraban que la dosis completa de 2,4 mg de semaglutida generaba los siguientes beneficios en personas con obesidad y sobrepeso que padecían una enfermedad cardiovascular (ECV), pero no diabetes:

- 20 % de reducción de las muertes por ECV, infarto de miocardio o cerebral
- 18 % de reducción en la insuficiencia cardiaca
- 19 % de reducción en todas las causas de mortalidad
- 75 % de reducción en la aparición de síntomas prediabéticos

El riesgo de sufrir enfermedades cardiovasculares que tienen las personas con obesidad, pero no diabetes, es de aproximadamente 1 de cada 2 en mujeres, y 2 de cada 3 en hombres, por lo que el efecto potencial de la terapia con los análogos del GLP-1 es enorme. Los datos están empezando a demostrar lo que yo he visto en mi consulta, que el exceso de peso sobrecarga todos los sistemas del cuerpo: supone un sobreesfuerzo para el corazón; la grasa presente en el páncreas, los vasos sanguíneos y el hígado causa estragos en el sistema metabólico; produce fenómenos inflamatorios vinculados directamente con 16 tipos de cáncer; deteriora prematuramente las articulaciones, y daña vasos sanguíneos en el cerebro, lo que puede llevar a la demencia (de hecho, hoy la obesidad se considera el principal factor modificable de riesgo de demencia).[3] En Estados Unidos, casi todas las afecciones crónicas se ven agravadas por el sobrepeso o tienen en él su origen.

La razón por la que los análogos del GLP-1 constituyen una terapia tan prometedora para tantas enfermedades es sencilla: **permiten al fin que la pérdida de peso se mantenga.** Muchas enfermedades se resuelven cuando los pacientes pierden aunque solo sea un 5 % de peso (y lo mantienen).

¿Cómo son los tratamientos con los análogos del GLP-1?

Los medios de comunicación se han centrado en los efectos secundarios desagradables de estos fármacos, que es cierto que existen (y los examinaremos con detalle más adelante). Sin embargo, en este libro vamos a empezar hablando de los efectos positivos más predominantes, algunos de los cuales resultan sorprendentes.

Reducción del hambre. El grado de reducción del hambre varía ampliamente de un paciente a otro. Casi todos sienten menos hambre, aunque la mayoría no notan que desaparezca por completo, a pesar de lo que puedas haber leído. Además, el efecto disminuye con el tiempo, ¡algo que debemos considerar positivo! Para que el cuerpo funcione, necesitamos las señales de hambre en la misma medida que las calorías y los nutrientes.

Resulta más natural comer menos. Quizá hayas oído hablar del concepto japonés del *hara hachi bu*, que consiste en dejar de comer cuando se está un 80 % lleno. Este concepto, popularizado por la investigación de Dan Buettner sobre la dieta de las «zonas azules», suena muy bien en teoría y, al parecer, es uno de los secretos de la baja ingesta de calorías de los habitantes de Okinawa y su consiguiente longevidad. Pero no resulta tan fácil seguir este consejo, y menos aún si estás luchando contra la obesidad crónica y tienes señales de hambre excesivas. La buena noticia es que los análogos del GLP-1 son como un *hara hachi bu* automático: los pacientes se sienten saciados con un 80 % (o incluso bastante menos) de las calorías que antes habrían consumido durante una comida. Es decir, a pesar de comer menos que antes, se sentirán llenos..., a veces por primera vez en su vida.

Disminuye el ruido de fondo sobre la comida. Liz, ejecutiva brillante y madre de dos hijos, me contó hace poco que cuando empezó a medicarse con los análogos del GLP-1, fue como «recuperar cuatro horas al día». Liz llevaba años obsesionada constantemente con lo siguiente que iba a comer, con elegirlo bien y con cómo habría podido elegir mejor los alimentos de la comida anterior. Nunca imaginó que lograría verse libre de esos pensamientos omnipresentes, pero eso fue justo lo que le ocurrió incluso con la dosis más leve de análogos del GLP-1.

El término «ruido de fondo sobre la comida» —lo que me describió Liz— no proviene de la jerga médica; es un concepto surgido entre los pacientes y sobre el que se habla en plataformas como TikTok o Reddit. Mientras que las dietas restrictivas tienden a aumentar ese ruido de fondo para todo el mundo, la experiencia de mis pacientes indica en gran medida que aquí funciona también la biología. Para algunas personas, los análogos del GLP-1 actúan como un interruptor de la luz: los pensamientos obsesivos sobre la comida desaparecen de inmediato. Igual que en el caso de la reducción del hambre, este efecto tiende a disminuir con el tiempo, pero la pausa que se produce al principio da a los pacientes la oportunidad de realizar cambios fundamentales en sus hábitos de alimentación y en su relación con la comida.

Reducción del interés en el alcohol o aversión total. A muchos bebedores habituales, usar los análogos del GLP-1 les quita las ganas de la copa o copas de vino o cerveza que tenían la costumbre de tomarse todas las noches. Se trata de un efecto tan marcado que ha empezado a explorarse el uso de los análogos del GLP-1 como tratamiento para el alcoholismo y otras adicciones.[4] Cabe destacar que quienes continúan bebiendo suelen notar que son más sensibles al alcohol y sufren resacas más fuertes. La sensación terrible que se tiene después de haber bebido demasiado proviene en gran medida de la combinación de la deshidratación con fluctuaciones del azúcar en sangre, dos efectos que pueden verse agravados mientras se usan los análogos del GLP-1. Por ello, si continúas bebiendo alcohol, actúa con extremo cuidado hasta que sepas qué es lo que puede tolerar tu cuerpo.

Alivio emocional del estigma del sobrepeso. Este efecto es enorme. No existe medicamento que pueda eliminar todos los mensajes sociales destructivos que llevan a la gente a basar su autoestima en una relación inversamente proporcional a su peso. Sin embargo, los pacientes experimentan un alivio increíble cuando se dan cuenta de que la causa de su sobrepeso crónico residía en una serie de factores biológicos reversibles. La obesidad pasa de ser una identidad a un diagnóstico con un plan de tratamiento factible. Y la pérdida de peso real y mantenida en el tiempo fortalece y consolida este nuevo panorama.

Hay que tener en cuenta que incluso sintiendo los efectos positivos, pueden darse reacciones en cadena sorprendentes de otro cariz. Por ejemplo, cuando la comida o el alcohol han sido una fuente principal de placer, a veces los pacientes experimentan sentimientos de pérdida o aflicción, a pesar de estar contentos de alcanzar los objetivos que perseguían en lo referido a la salud. No se pueden ignorar o desestimar estos sentimientos. Existen soluciones y maneras de gestionarlos.

UN VISTAZO AL DIARIO DE AMELIA

Amelia tardó 14 meses (60 semanas) en perder 45 kilos, es decir, una media de 750 gramos a la semana. Pero el proceso no fue lineal. Algunas semanas o meses perdió más peso; otras, lo recuperó; otras, no adelgazó ni engordó. A mis pacientes les cuesta comprender que el peso puede ser fluido (al fin y al cabo, el cuerpo se compone de sustancia líquida en alrededor de un 60 %) y aceptar la realidad de que la báscula no siempre nos recompensa como esperamos. Veamos a continuación una muestra de las fases más duras del proceso de Amelia, entresacadas de su diario:

12/04/22 Primera sesión hoy. Ha sido un poco difícil afrontar traumas pasados; he estado alterada. Nerviosa por adelgazar. Con miedo a fracasar. Me llevé a Luna al parque para perros y paseé unas horas por la zona del lago. (145 kilos).

10/05/22 Me doy cuenta de que no estoy echando de menos los carbohidratos y el azúcar. No sé cuánto tiempo durará. La verdad es que no estoy echando de menos la comida, lo que me hace preguntarme si estaré comiendo correctamente. ¿No debería estar echando de menos algo? (135 kilos).

02/09/22 Siento como si el adelgazamiento no fuera real. Tengo pánico de que pare y empiece a engordar otra vez. (122 kilos).

14/11/22 Cansada y reflexionando sobre temas trascendentales de la vida, je, je. Superemocionada por cómo ha sido el proceso. Me pregunto si siempre voy a necesitar medicación y llevar el diario. La doctora Sowa dice que tengo que volver a centrarme en lo más básico sin desviarme, y tiene razón, pero no sé si seré capaz de llegar por mí misma a un punto de responsabilidad. (116 kilos).

27/12/22 Reflexiono sobre las cosas que suelo comer cuando estoy en casa y trato de procesar cómo será mantener el peso una vez que llegue al objetivo que me he fijado. (112 kilos; he engordado 1 kilo durante las Navidades).

08/03/23 Estoy adaptándome a mi físico y a cómo me siento a diario. Es raro. Es como si estuviera tratando de perdonarme por haber engordado. Lucho con pensamientos en torno a mi sobrepeso, y me cuesta mirar fotos antiguas de mí. (104 kilos).

02/09/23 A veces me abruman los comentarios sobre mi peso actual y el anterior. Estoy cansada de desviar la conversación para evitar los comentarios; la gente no se da cuenta del efecto de sus palabras. (105 kilos).

Beneficios emergentes

Actualmente está aprobada en la mayoría de los países la comercialización de medicamentos análogos del GLP-1 para el tratamiento de la diabetes tipo 2 y la obesidad, así como de las enfermedades cardiovasculares que sufren pacientes con sobrepeso u obesidad. Pero se está investigando también su uso en el tratamiento de otras dolencias; por ejemplo, con un ensayo clínico que estudia el efecto de la semaglutida en la esteatosis hepática no alcohólica o enfermedad del hígado graso no alcohólico (EHGNA).[5] La empresa Eli Lilly está realizando ensayos clínicos de un fármaco «triagonista» (del GLP-1 más el GIP y el glucagón) que han demostrado no solo un adelgazamiento del 24,2 % a lo largo de 48 semanas, sino también una mejora de la EHGNA en 9 de cada 10 participantes en el estudio.

El estudio FLOW demostró que los pacientes con diabetes tipo 2 e insuficiencia renal crónica que recibieron semaglutida redujeron el riesgo de sufrir enfermedades graves del riñón en un 24 %, y experimentaron también una reducción significativa de mortalidad por cualquier causa.[6]

En un estudio en el que participaron personas obesas y con apnea del sueño, desaparecieron casi por completo los síntomas en la mitad de los participantes tras un tratamiento de 52 semanas con tirzepatida.[7]

Aunque no está aún aprobada la comercialización de los análogos del GLP-1 para el tratamiento del síndrome del ovario poliquístico (SOP), me encuentro entre los muchos médicos que han observado lo bien que alivian la dolencia estos fármacos. El SOP es una afección común que afecta a hasta un 12 % de las mujeres que se encuentran en edad fértil, pero que suele pasarse por alto o minimizarse en las consultas médicas.

El SOP es una dolencia crónica que causa desequilibrios hormonales asociados a la anovulación, la menstruación irregular, la infertilidad, el sobrepeso, la resistencia a la insulina, la diabetes tipo 2, la hiperlipidemia, la insuficiencia cardiaca, la hipertensión, la alopecia androgénica y el exceso de vello facial y corporal, a pesar de lo cual las mujeres no suelen recibir orientación cuando se les presenta y, o bien simplemente se les recetan píldoras anticonceptivas para ayudarlas con la menstruación irregular (un síntoma común del SOP), o bien se las ignora. Hasta un 70 % de estas mujeres padecen además resistencia a la insulina, un factor precursor de la diabetes tipo 2 y gran coadyuvante del sobrepeso.

Cuando Audrey, de 35 años, acudió a mi consulta, sufría hipotiroidismo y SOP. Como muchas mujeres que padecen esta afección, había luchado muchos años contra el sobrepeso. En aquel momento llevaba más de dos años tratando de quedarse embarazada y estaba perdiendo la esperanza. Al igual que muchas mujeres con SOP, Audrey se sentía impotente, atrapada en un círculo vicioso de dietas y ejercicio constantes para mantener un peso de unos 86 kilos, con una estatura de 1,70. La primera vez que le diagnosticaron SOP, con 19 años, el ginecólogo le recetó píldoras anticonceptivas y le advirtió de que «seguramente tendría dificultades para quedarse embarazada». Al cumplir los 30, dejó de funcionarle lo de estar «perfecta con su estilo de vida» y empezó a engordar poco a poco hasta llegar a los 100 kilos. Fue entonces cuando comenzó el tratamiento con Ozempic para subir los niveles de HbA1c, el indicador habitual del azúcar en sangre. Tras pasarse a Wegovy, no solo adelgazó 23 kilos, sino que además se le regularizó la menstruación y, probablemente, también la ovulación. Ocurrió lo inimaginable: se quedó embarazada y dio a luz a una niña sana. La recomendación técnica es dejar de recibir las dosis de GLP-1 dos o tres meses antes de un embarazo planificado, pero la historia de Audrey es común: adelgazamiento, mejora de la sensibilidad a la insulina y embarazo sin tratamiento de fertilidad.

Algún día los fármacos agonistas de hormonas podrían constituir una nueva línea de tratamiento de la demencia. Existen investigaciones que exploran si estos fármacos pueden resultar eficaces en la ralentización o incluso la curación de esta enfermedad. Un estudio danés que lleva cinco años analizando a personas con diabetes tipo 2 ha descubierto que la incidencia de esta afección en los pacientes con tratamiento de semaglutida o liraglutida es menor.[8]

Ante semejantes beneficios para la salud, incluso las personas que no tienen IMC superior a 30 podrían preguntarse si deberían tratarse con estos fármacos. Analizaremos esta cuestión en el capítulo 4.

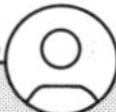

MI HISTORIA

Recuperé mi vida

Para ser sincera, los seis primeros meses del proceso fueron muy difíciles. En aquel momento me encontraba tan enferma que temía que mis padres tuvieran que enterrar prematuramente a su hija por culpa de la obesidad. Entonces, al empezar con Ozempic, el azúcar volvió rápidamente a niveles normales. Cambié a Mounjaro cuando se estancó la pérdida de peso. No voy a dejar nunca el medicamento. El único momento en que pienso dejarlo es cuando intente quedarme embarazada, y trabajaré con la doctora Sowa para controlar el peso con una alimentación baja en carbohidratos durante el embarazo. Han pasado dos años y medio. He bajado de 147 a 87 kilos. No es lo más delgada que he estado en mi vida, pero me siento bien así, y es el peso que más tiempo he logrado mantener en mi etapa adulta. Estoy disfrutando de este nuevo cuerpo y esta nueva mente. Quiero ver qué puedo hacer con ellos. Tengo 36. Llevaba años sin sentirme así de bien. Puedo correr. No me quedo sin aliento. Puedo hacer ejercicio y disfrutar de ello.

Sigo tomando pocos carbohidratos, entre 30 y 40 gramos diarios, pero es porque me va mejor así. Es una elección de estilo de vida. No siento la mente tan embotada, ni me encuentro tan floja después de las comidas, y tengo más energía. Es una maravilla.

Siento que he recuperado mi vida. A finales de 2019 era físicamente incapaz de hacer senderismo. Pues bien, dos años después mi pareja y yo emprendimos la búsqueda de lugares para casarnos haciendo senderismo juntas y caminamos unos 16 kilómetros diarios en terreno montañoso, cargando con 18 kilos en la mochila. En el recorrido que hicimos, de cinco días, no tuve ni un solo problema.

La que hoy es mi mujer, inspirada por mi proceso, ha perdido también más de 27 kilos. En lugar de estar continuamente yendo al médico y sufriendo todo tipo de problemas de salud, estoy en condiciones de plantearme tener hijos.

AMELIA

3

Cómo es la experiencia con los análogos del GLP-1: preguntas frecuentes

Existe mucho ruido en torno a los análogos del GLP-1, tanto positivo como negativo. Quizá hayas oído hablar de alguna famosa que tuviera que dejarlos porque no paraba de vomitar, o de la prima de alguien que perdió 13 kilos el primer mes. Todas las historias son válidas, asumiendo que los hechos sean ciertos. Cada experiencia es única. El problema es que los casos de los que más a menudo se habla, tanto en los medios de comunicación como en las conversaciones cotidianas, son los extremos (los muy buenos y los muy malos). Y esas historias aisladas crean una visión distorsionada de lo que es la experiencia media con los análogos del GLP-1.

En este capítulo averiguarás lo que nos dice la ciencia. Iré exponiéndote la información que he extraído de más de 30 ensayos clínicos con liraglutida, semaglutida y tirzepatida; para los aspectos en los que no existan datos, basaré mis comentarios en mi experiencia clínica con más de mil pacientes.

Como ya he dicho, las experiencias individuales son variadas. En este capítulo no puedo describirte cómo sería exactamente tu proceso con los GLP-1, pero sí puedo contarte lo que es más probable que ocurra.

CUÁNTO VOY A ADELGAZAR

Lo que adelgaces dependerá de ciertas variables objetivas, como cuál es el peso del que partes, qué dosis del fármaco recibes y si padeces alguna dolencia como, por ejemplo, la diabetes tipo 2.

También dependerá de una variable subjetiva: tú. Los usuarios de análogos del GLP-1 que realizan cambios positivos de estilo de vida (por ejemplo, los del método SoWell que encontrarás en la segunda parte de este libro) adelgazan más. Además, algunas personas pierden peso de manera más natural. Los médicos llaman a estas personas «hiperrespondedoras». No sabemos muy bien por qué algunos sujetos tienen una respuesta fisiológica mayor que otros y no existe aún una forma de predecir quién será hiperrespondedor y quién no.

Pero he aquí lo que dice la ciencia a partir de ensayos clínicos de 68 semanas con tirzcpatida y semaglutida, midiendo el adelgazamiento en porcentajes del peso corporal total.[1]

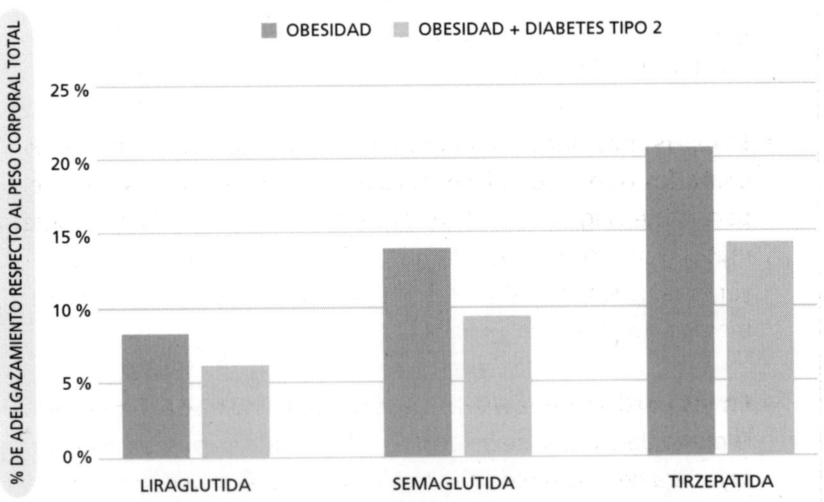

Fuentes del gráfico: Ensayo SCALE[2]; SURMOUNT-1[3] y SURMOUNT-2[4]; STEP 1[5] y STEP 2[6].

CONCLUSIONES PRINCIPALES

- **Tirzepatida (Mounjaro y Zepbound)**
  Ofrece los mejores resultados, con una media de adelgazamiento de más del 20 % del peso corporal total. Para que te hagas una idea de lo que implicaría esta cifra, piensa en que una persona que pesara 136 kilos perdería una media de 27 kilos, una que pesara 90 kilos perdería una media de 18 y una que pesara 81 kilos adelgazaría una media de 16.

- **Los análogos del GLP-1 están pensados para combinarse con cambios conscientes en el estilo de vida.** Los participantes de los ensayos de 68 semanas con semaglutida y tirzepatida iban con regularidad a la consulta de un dietista que los ayudara a mantener un déficit diario de 500 calorías y realizaban actividad física 150 minutos a la semana.

- **Se observa más tendencia a adelgazar en las mujeres que en los hombres.** En las dietas y las intervenciones en el estilo de vida sin medicación para adelgazar, lo habitual es que las mujeres pierdan menos peso que los hombres. Pero en el ensayo STEP1 (uso de semaglutida en personas obesas), las mujeres adelgazaron alrededor del 18 % de su peso corporal total, mientras que la cifra de los hombres fue de solo el 13 %.

- **Las personas obesas con diabetes tipo 2 no adelgazan tanto como las que solo sufren obesidad.** Aún no sabemos por qué, pero existen algunas hipótesis: que han padecido obesidad durante más tiempo, por lo que su disfunción hormonal/hipotalámica es mayor; que tienen alterado el microbioma; o que toman otros medicamentos que favorecen la ganancia de peso.[7]

- **En los participantes había un sesgo hacia la obesidad severa.** El punto de partida medio de IMC de los participantes en estos ensayos era de aproximadamente 38, un parámetro que se considera indicativo de obesidad severa o de clase II.

- **Los participantes en los estudios eran principalmente mujeres y de raza blanca.** Más del 80 % y del 70 %, respectivamente. Necesitamos estudios en los que la población esté mejor representada.

He aquí un gráfico que me encanta, porque muestra la efectividad de los análogos del GLP-1 en comparación con fármacos que se han empleado anteriormente para el control del peso. (La metformina, medicamento aprobado para regular el azúcar en sangre, se ha usado para adelgazar).

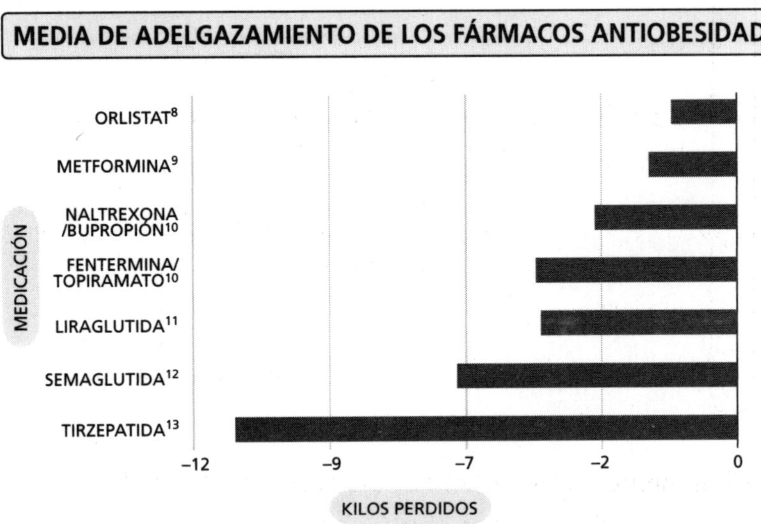

La única intervención que sigue siendo más eficaz que los análogos del GLP-1 es la cirugía bariátrica, que reduce el tamaño del estómago y da lugar a una media de adelgazamiento del 30 % al 40 % del peso corporal total. Sin embargo, tiene las considerables desventajas de la irreversibilidad y un riesgo mayor de complicaciones.[14]

¿CÓMO DE RÁPIDO PERDERÉ PESO?

Muchos pacientes se equivocan al creer que perderán peso inmediatamente. Hay que tener en cuenta que las expectativas de adelgazamiento que hemos visto en el apartado anterior se basan en ensayos clínicos de una duración de entre 68 y 72 semanas, lo que significa que los participantes en el estudio tardaron más de un año en adelgazar. ¡Nada de soluciones rápidas!

La expectativa media de adelgazamiento saludable con estos fármacos es del 0,5-1 % del peso corporal total a la semana. Para una persona que pese 135 kilos, hablamos de un máximo de 1,35 kilos a la semana; para alguien que pese 90 kilos, de un máximo de 0,9 kilos a la semana.

Ten también en cuenta que las cifras de medio kilo o un kilo a la semana representan un adelgazamiento medio a lo largo de un periodo de tiempo. Es decir, el proceso no es lineal, en parte porque los pacientes no empiezan el tratamiento con la dosis completa del medicamento, sino que se va aumentando a lo largo de un periodo de cuatro a seis meses. La mayoría de mis pacientes que reciben las dosis de Wegovy, por ejemplo, no experimentan un adelgazamiento significativo hasta que no pasan de la dosis inicial de 0,25 mg a la segunda (0,5 mg) o la tercera (1 mg). Los pacientes con diabetes tipo 2 tienden a empezar a adelgazar más tarde que quienes no la padecen.

Igual que ocurre en todos los casos de adelgazamiento, el avance se ralentiza a medida que se pierde peso; recuerda que el 1 % del peso corporal empieza a ser una cifra cada vez más pequeña.

En resumen:

- **El adelgazamiento es más bien lento.** No ocurre en unos pocos meses, sino a lo largo de todo un año o más.

- **El proceso no es lineal.** Podrías no adelgazar nada durante un mes y luego perder 3,5 kilos el siguiente. ¡Sé paciente y deja que el medicamento funcione!

¿Puedo conseguir un cuerpo delgado con estos fármacos?

El término «delgado» es subjetivo, pero me hacen mucho esta pregunta y quiero que la gente tenga expectativas realistas. Algunos pacientes se han sentido decepcionados al perder «solo 18 kilos» y no alcanzar la talla 38 o el peso que tenían en el instituto.

En un estudio con la tirzepatida, la media de modificación del IMC fue de una reducción de 10 puntos a lo largo de 88 semanas.[15] Dado que la media del IMC de partida era de 38, los participantes pasaron de estar en la categoría de obesidad severa a la de sobrepeso.

En mi consulta he visto muy pocas veces que un paciente acabara con un IMC de entre 18 y 22, el más bajo del rango saludable, a pesar de que la mayoría combinan la medicación con intervenciones significativas en el estilo vida, tales como una alimentación baja en carbohidratos. Muchos pacientes alcanzan un IMC saludable de entre 23 y 25. Otros se quedan por encima de 25, lo que técnicamente sigue siendo sobrepeso según la escala del IMC, a pesar de que los análisis de sangre indiquen que gozan de buena salud metabólica.

Pongamos como ejemplo a una mujer de 1,52 de estatura y 80 kilos, con un IMC inicial de 30. Si cumple la expectativa media de adelgazar un 20 % de su peso corporal total tras recibir tirzepatida durante 72 semanas, alcanzará un peso de 65 kilos y un IMC de 24,7. Se trata de un peso saludable, pero no estará tan «delgada» como una modelo de pasarela de los noventa.

Mi principal objetivo con mis pacientes es que adelgacen un 15-20 % de su peso corporal total, lo que les permitirá obtener los principales beneficios de salud que entraña la pérdida de peso. En el capítulo 10 hablaremos más de los objetivos de peso.

¿Padeceré efectos secundarios horribles?

Cabe decir que las reacciones extremas de cualquier tipo son muy poco frecuentes.

Lo más probable es que experimentes al menos un tipo de efecto secundario gastrointestinal de leve a moderado durante el periodo inicial de ajuste de la dosis. Según algunos estudios, las náuseas son el efecto secundario más común. Pero en mi experiencia clínica, aunque es posible que las náuseas sean el más frecuente, los más molestos son el estreñimiento y la diarrea.

Los datos confirman lo que yo me he encontrado en mi consulta. La tirzepatida suele tolerarse mejor que la semaglutida. El efecto de las náuseas es el que muestra mayor diferencia: el 33,7 % de los usuarios afirmaron haber sufrido náuseas con semaglutida, pero solo un 20 % con tirzepatida.

He tenido también pacientes que ya habían intentado tratarse con los análogos del GLP-1 y afirmaban que no los toleraban. Sin embargo, al probar el tratamiento de nuevo bajo mi supervisión, siguiendo las bases de la alimentación que explicaré en el capítulo 6 y tomando suplementos, lograron sus objetivos. El problema no era que su cuerpo rechazara los fármacos, sino que no sabían cómo evitar los peores efectos secundarios con sencillos cambios en la alimentación y los patrones de conducta.

Cuando surgen los síntomas, casi siempre se pueden gestionar fácilmente con medicación que puede adquirirse sin receta, aunque en ocasiones yo receto fármacos, como los inhibidores de la bomba de protones para el reflujo gastroesofágico y el ondansetrón (Zofrán, por ejemplo), para las náuseas ocasionales.

He aquí un desglose más específico de los efectos secundarios:

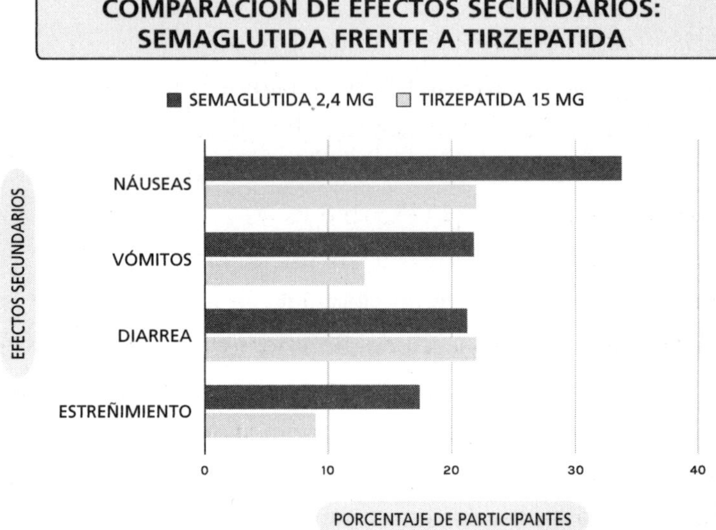

Solo con que un participante del estudio experimentase una vez el efecto secundario ya se lo incluía en el recuento.

Aunque ninguno de mis pacientes ha sufrido nunca todos los efectos secundarios, muy pocos se han librado de padecer al menos uno. Por regla general, los efectos dejan de producirse una vez que el cuerpo se adapta a la medicación.

En el estudio, un 63,5 % de las personas que recibieron 2,4 mg de semaglutida (la dosis terapéutica para perder peso) y un 57,5 % de las que recibieron 1 mg manifestaron efectos secundarios gastrointestinales, que fueron principalmente leves o moderados. Para poner estas cifras en contexto hay que decir que el 34,3 % del grupo que recibió el placebo en ese estudio también manifestó efectos secundarios del mismo tipo.[16]

En los distintos ensayos clínicos, muy pocos pacientes (por regla general, menos del 5-10 %), abandonaron el estudio por culpa de los efectos secundarios gastrointestinales.[17]

¿SE HACE MENOS EFECTIVA LA MEDICACIÓN CON EL PASO DEL TIEMPO?

Se vuelve a tener sensación de hambre, sin que ello suponga ni mucho menos que se recupere el peso perdido. De hecho, a pesar de que regrese la sensación de hambre, los pacientes siguen adelgazando.

En algún punto entre los cinco meses y el año de uso del fármaco, mis pacientes suelen indicar que el medicamento (tanto la semaglutida como la tirzepatida) se vuelve «menos efectivo». Lo que notan es el regreso del hambre y el ruido de fondo sobre la comida. Puede también ocurrirles que empiecen a sentir antojo de su alimento favorito o que la comida en general les resulta más deseable.

Su experiencia refleja lo que también se ha comprobado en los estudios. A los participantes en un ensayo clínico con semaglutida de dos años de duración se les preguntó por la sensación de hambre en cuestionarios realizados a las 20, 52 y 104 semanas.[18] En la semana 20, había una diferencia significativa entre los grupos que recibían el fármaco y los que recibían el placebo en cuanto a sentir menos hambre y más sensación de saciedad y a la capacidad de resistirse a los antojos y controlar la ingesta de comida. Sin embargo, al final del estudio, solo existía una diferencia significativa en la sensación de control de la ingesta de comida. Es decir, con el paso del tiempo, el efecto en la sensación de hambre pasaba a ser inapreciable. Aunque al principio estos resultados puedan parecer decepcionantes y a veces lleven a algunos pacientes a sentir pánico, lo que significan es lo siguiente: los participantes volvían a tener sensación de hambre, pero tenían más control sobre lo que comían hasta el final del periodo de dos años del estudio.

La ciencia también nos dice que se mantiene la pérdida de peso como mínimo durante cuatro años, es decir, mucho después del regreso de la sensación de hambre y durante mucho más tiempo de lo que la gente lograba hacerlo con los tradicionales regímenes de adelgazamiento. La recuperación de peso a los dos y los cuatro años es mínima.[19]

Y, aunque al principio pueda dar un poco de miedo, lo cierto es que el regreso de la sensación de hambre saludable es algo bueno. Si utilizas el periodo de ajuste de la dosis para crear bases mentales, de salud y alimentación sostenibles, estarás bien equipado para tomar buenas decisiones. Mientras tanto, la medicación seguirá funcionando en segundo plano, apoyando la salud metabólica y el mantenimiento del peso.

¿VOLVERÉ A ENGORDAR SI DEJO DE RECIBIR LA MEDICACIÓN?

La respuesta breve es que sí. Los análogos del GLP-1 están indicados para un uso a largo plazo. Los pacientes que dejan de recibir la semaglutida recuperan dos tercios del peso que han perdido. También vuelven al punto de partida todas las mejoras cardiometabólicas: tensión sanguínea y niveles de lípidos, HbA1c y proteína C reactiva.[20]

Entre los estudios que han corroborado estos hallazgos, se encuentra el ensayo STEP 4 con usuarios de semaglutida. Los participantes a quienes se les administró un placebo después de 20 semanas de tratamiento, recuperaron la mayor parte del peso antes de acabar el año.[21] Además, en el estudio se practicaron intervenciones en el estilo de vida tanto en el grupo que recibía el placebo como en el que recibía la medicación. Todos los participantes acudían a terapia una vez al mes (en persona o por teléfono), se les prescribió una dieta con un déficit diario de 500 calorías y se les indicó que aumentaran su actividad física hasta 150 minutos a la semana.

Se dieron cuenta de que las intervenciones en el estilo de vida ayudaban, pero no lo bastante como para mantener la pérdida de peso. A las 52 semanas, las personas a las que se les había cambiado al placebo en la semana 36 habían recuperado la mitad de lo que habían adelgazado. En el caso de estos participantes, aunque se dio un regreso hacia los niveles cardiometabólicos iniciales, seguían existiendo mejoras significativas. La tendencia a engordar continuaba en ascenso cuando abandonaron el estudio, lo que indicaba que esas personas seguirían recuperando peso. Estos hallazgos se han dado también en los ensayos con tirzepatida.

En el estudio, sin embargo, no se evaluaron intervenciones intensivas y específicas en el estilo de vida con la introducción, por ejemplo, de una alimentación baja en carbohidratos, en lugar de la dieta con un déficit genérico de 500 calorías, o la realización de entrenamiento de fuerza en lugar de solo un incremento general de la actividad física.

A pesar de lo que dice la ciencia, tengo pacientes que han dejado de usar los análogos del GLP-1 y han mantenido la pérdida de peso. Estas personas normalmente pertenecen a tres categorías. En primer lugar, pacientes jóvenes que tienen tiempo, capacidad de centrarse y fondo físico para comprometerse con un programa de ejercicio serio a largo plazo. En segundo lugar, pacientes que están dispuestos a priorizar a largo plazo una alimentación rica en proteína y que excluya los alimentos procesados. Y, por último, pacientes que habían engordado rápidamente por razones como una lesión, una enfermedad o haberse tratado con algún tipo de medicamento que les había hecho ganar peso, como los esteroides o los fármacos que se emplean en tratamientos de fertilidad.

¿Qué pasa si me quedo embarazada?

Según los prospectos, tienes que dejar de tomar la medicación durante dos meses antes de intentar quedarte embarazada y puedes reanudar el tratamiento cuando acabes con la lactancia. Apenas hay estudios sobre mujeres embarazadas en tratamiento con los análogos del GLP-1, por lo que no sabemos si estos fármacos no presentan riesgos para la madre y el hijo. A la vez, lo que también hemos visto en términos generales es que esta medicación aumenta la fertilidad. Un estudio del uso de liraglutida entre mujeres con SOP y obesidad, por ejemplo, descubrió que se daban índices de embarazo significativamente mayores después de 12 semanas de tratamiento.[22] De manera informal, se han indicado ampliamente efectos positivos en la fertilidad.[23]

Aunque muchas mujeres se quedan embarazadas durante el tratamiento, mientras no existan más estudios, los médicos no pueden garantizar que no se vaya a incurrir en riesgos al tomar estos fármacos durante el embarazo y la lactancia.

¿Puedo tener cálculos biliares por tomar los análogos del GLP-1?

No, estos fármacos no causan cálculos biliares. Sin embargo, la pérdida rápida de peso sí puede producirlos, y esta es una de las muchas razones por las que debes comer suficiente mientras te administras esta medicación.

Vamos, en primer lugar, con una lección de anatomía. La vesícula biliar es un órgano pequeño y hueco que se encuentra en el lado derecho del abdomen, debajo del hígado. Su función es almacenar bilis, que ayuda a la digestión de las grasas en el intestino delgado.

Los cálculos biliares se forman cuando la bilis contiene demasiado colesterol o bilirrubina y no suficientes ácidos biliares o lecitina. Y lo irónico es que el riesgo de que se formen cálculos biliares aumenta tanto con la obesidad como con la pérdida de peso. Los dos estados alteran la proporción entre colesterol/lecitina/bilis en favor de la formación de cálculos.

Los cálculos biliares no tienen por qué dar problemas, salvo si crecen demasiado u obstruyen el paso de la bilis por los conductos biliares. De hecho, un 10 % de la población (y hasta el 30 % de las personas obesas) tiene cálculos biliares, aunque solo un 20 % de las personas diagnosticadas padecerá síntomas o necesitará tratamiento alguno.

Hay algunos factores que suponen un riesgo añadido:[24]

- Ser mujer (el riesgo se triplica).
- Perder peso rápidamente (más de 1,5 kilos a la semana).
- Reducción significativa de peso (más del 25 % del peso corporal total).

Los pacientes de las cirugías bariátricas, que pierden peso con mucha rapidez, tienen una incidencia de formación de cálculos biliares del 38 %.[25] A las dietas hipocalóricas se las ha asociado con un aumento del 25 % en el riesgo de cálculos biliares.[26] En cuanto al uso de los análogos del GLP-1, se realizó un metaanálisis de 76 ensayos clínicos en el que se detectó un pequeño aumento del riesgo de formación de cálculos biliares, pero el aumento total del riesgo en términos absolutos era bajo (27 casos adicionales por cada 10.000 personas tratadas al año).[27]

Aunque los análogos del GLP-1 no son causantes directos de la formación de cálculos biliares, sí que llevan a adelgazar, por lo que siempre explico a mis pacientes cómo es el dolor que causan: se localiza en la parte superior derecha del abdomen, bajo la caja torácica. En esta zona, el dolor también puede deberse a gases o a estreñimiento, así que, si lo sientes, ¡no entres en pánico! A menudo el dolor aparece después de las comidas, al contraerse la vesícula, y luego desaparece (es lo que se denomina cólico biliar), o puede ser tan intenso como si nos estuvieran pinchando constantemente (lo que suele indicar que existe una obstrucción completa de los conductos biliares).

No ignores estos síntomas. Las oleadas de dolor de los cólicos biliares se pueden convertir en una obstrucción más grave. En casos muy poco frecuentes, las piedras pueden quedarse atascadas y generar una inflamación en la vesícula y en la zona circundante. Cuando sospecho que un paciente tiene cálculos, pido una ecografía para evaluarle la vesícula. Si las piedras son lo bastante grandes o están obstruyendo los conductos, el siguiente paso es la extirpación del órgano.

¿Pueden los análogos del GLP-1 causarme pancreatitis o cáncer de páncreas?

En 2007, tras conocerse los primeros de casos de pancreatitis y cáncer de páncreas vinculados con los análogos del GLP-1, las autoridades estadounidenses emitieron una alerta sobre el riesgo potencial de padecer pancreatitis aguda al usar estos fármacos, lo que ha llevado a que los prospectos no recomienden su uso a pacientes que hayan sufrido pancreatitis con anterioridad.

La pancreatitis es una inflamación del páncreas, y el cáncer de páncreas es una transformación maligna de las subunidades del órgano (las dos afecciones suelen estar conectadas). La pancreatitis puede tener causas variadas, incluidos los cálculos biliares, el abuso del alcohol o el exceso de triglicéridos en la sangre.

La evaluación de casi 60.000 usuarios de análogos del GLP-1 para el tratamiento de la diabetes tipo 2 no arrojó resultados que indicaran un aumento del riesgo de pancreatitis aguda o de cáncer de páncreas entre estos pacientes respecto de los que recibían el placebo.[28] Además, un estudio de 2024 con más de medio millón de personas no encontró pruebas de una incidencia superior de cáncer de páncreas entre los usuarios de análogos del GLP-1.[29] Cuando se utilizan estos fármacos para el adelgazamiento específicamente, los datos son también tranquilizadores: en el ensayo clínico de dos años con semaglutida[30] y tirzepatida para evaluar el efecto de estos fármacos en el mantenimiento del peso, no se registraron incidencias de pancreatitis en los grupos a los que se administraba el tratamiento.[31]

¿Qué ocurre con la parálisis estomacal o la obstrucción intestinal?

La obstrucción intestinal y la gastroparesia (en la que el estómago es incapaz de mover el alimento hacia el intestino, y a la que a veces se denomina incorrectamente parálisis estomacal) son efectos secundarios muy poco frecuentes. Un estudio estadounidense en el que se analizaron 16 millones de reclamaciones a seguros de salud, demostró que los análogos del GLP-1 aumentaban el riesgo de sufrir ambas afecciones en comparación con otros fármacos empleados para el control de peso: 4,22 veces más riesgo de obstrucción intestinal y 3,67 veces más riesgo de gastroparesia.[32] Sin embargo, el riesgo global seguía siendo extremadamente bajo, y es necesario llevar a cabo más estudios.

¿Puede aumentar la incidencia de ideas suicidas?

No se ha detectado este efecto en los ensayos clínicos, pero después de la comercialización de los análogos del GLP-1 trascendieron casos de ideas suicidas en pacientes tanto de Estados Unidos como de Europa. Las investigaciones que han llevado a cabo las autoridades reguladoras no pudieron establecer un nexo con estos fármacos.

De hecho, en Estados Unidos, un estudio de 2024 con más de 240.000 pacientes en tratamiento con los análogos del GLP-1 para revertir el sobrepeso o la obesidad concluyó que existía menos riesgo de que se dieran pensamientos suicidas nuevos o recurrentes entre las personas que usaban esta medicación que en el caso de los usuarios de fármacos de otro tipo para el control del peso. Se llegó a estas mismas conclusiones con pacientes en tratamiento con los análogos del GLP-1 por diabetes tipo 2.[33]

Lo que he notado en mi práctica clínica es que algunos pacientes se han apoyado siempre mucho en la comida o el alcohol para aliviar el estrés. Cuando el deseo de consumirlos desaparece, suele haber un periodo de transición en el que han de encontrar nuevas maneras de relajarse y gratificarse. Si los pacientes necesitan ayuda para superar esta fase, los remito a un terapeuta para que cuenten con sostén adicional.

Esta es la razón por la que el registro de estados de ánimo que propongo en el método SoWell es tan importante: puedes vigilarte para detectar cambios y patrones que se repitan, y buscar ayuda si es necesario. Y, como siempre, si tú o alguien que conozcas tiene pensamientos suicidas, recurre inmediatamente a un profesional de la salud o llama a la línea de atención a la conducta suicida de tu país.

4

¿Eres un buen candidato para el uso de los análogos del GLP-1?

Sin duda, al igual que millones de personas en todo el mundo, quieres saber si los análogos del GLP-1 son convenientes en tu caso. Sé que es difícil encontrar respuesta a este interrogante, por eso voy a tratar de darte una contestación holística, sincera, exenta de expectativas exageradas y basada en resultados reales y probados.

Si ya te han recetado un análogo del GLP-1, no te saltes este capítulo. Habrá momentos de tu proceso en el que vuelvas a hacerte esta pregunta y lo que leas aquí podría ayudarte a seguir adelante o propiciar un cambio de dirección.

Lo que explico aquí no será, de todas formas, una respuesta completa o definitiva. Las decisiones sobre cómo manejar la salud, y en concreto el peso, son tanto personales y emocionales como médicas. Los objetivos que te fijes en torno a tu cuerpo y a tu salud son exclusivamente tuyos; no existe una solución que sirva igual para todo el mundo. Por mucho que una médica como yo pueda aconsejarte sobre los pros y los contras, tú eres el único experto en ti mismo.

Por supuesto, yo tengo un sesgo a favor de esta medicación. Tiendo a recetarla cuando lo aconsejan el historial del paciente y los resultados del análisis de sangre. Tras estudiar con el doctor Eric Westman en la Duke University, pasé los primeros años de mi trayectoria en la especialidad médica de obesidad ayudando a los pacientes a adelgazar con dietas bajas en carbohidratos y cetogénicas. Ese periodo fue tanto emocionante como doloroso. Recuerdo a una paciente llamada Janet, una recién casada que acudió a mí como último recurso antes de someterse a una cirugía bariátrica. Las dos estábamos encantadas cuando logró adelgazar por primera vez en muchos años, perdiendo unos 30 kilos con una dieta keto. Había conseguido mantener a raya el hambre y los antojos, y estaba haciendo planes para intentar quedarse embarazada. Pero a medida que pasaron los meses y se ralentizó el adelgazamiento, empezó a costarle cada vez más seguir la dieta. Las restricciones de la alimentación baja en carbohidratos requerían tanto esfuerzo y concentración que, con el tiempo, le agotaron la energía y la fuerza de voluntad. El intento de incorporar algunos carbohidratos saludables, como la fruta y los cereales integrales, siempre parecía ser un pasaporte para opciones menos saludables. Al final, se rindió.

En aquellos años me encontré con muchas Janets, lamentablemente. La dieta y el ejercicio por sí solos no eran capaces de superar la resistencia a la insulina y otros efectos del sobrepeso. Tenía muchas herramientas que ofrecerles, pero no bastaban. A menudo incorporaba en los tratamientos fármacos para el control del peso anteriores a los análogos del GLP-1, pero tendían a ofrecer beneficios marginales.

Entonces aparecieron los análogos del GLP-1. Para mí fue como cuando Dorothy llega a la Tierra de Oz y ve el mundo en Technicolor por primera vez. Al fin, los éxitos superaban a los fracasos con creces. Mis pacientes iban cumpliendo cada paso del proceso y no recuperaban el peso ni en meses, ni en años. Desde luego, para tener éxito, necesitaban aplicar todas las herramientas de mi programa, pero usar los análogos del GLP-1 era como poner una especie de turbo. Conseguíamos lo que nos proponíamos de manera sistemática, con relativa facilidad y prácticamente siempre.

De modo que sí: las experiencias extraordinariamente positivas de mis pacientes me han llevado a tener un sesgo en favor de los análogos del GLP-1, aunque lo cierto es que estas experiencias coinciden en gran medida con los ensayos clínicos que se han realizado hasta el momento. Es más: los resultados que logran los pacientes que usan los análogos del GLP-1 y a la vez siguen el método SoWell tienden a ser mejores que los de los ensayos clínicos.

Vamos ahora con la pregunta del millón: ¿son estos fármacos convenientes en tu caso?

Si crees que esta medicación está «de moda», no te conviene

«Sobre la moda esa de las inyecciones», me dijo un médico el otro día, y a continuación planteó una pregunta médica totalmente razonable. La contesté, pero no antes de pedirle que evitara emplear términos como «moda» o «novedad» para referirse al uso de los análogos del GLP-1. Estos fármacos no son ninguna de las dos cosas, y usar ese lenguaje denota una manera equivocada de pensar sobre ellos. Insinúa que son algo pasajero, que no se ha investigado suficientemente sobre ellos y que quizá sean nocivos para la salud. Quien se plantee usar estos fármacos con esa mentalidad tiene todas las de fracasar.

Así que, en primer lugar, ten en cuenta que esta medicación no te conviene si estás buscando una solución relámpago. La gente que mantiene el peso después de adelgazar, con o sin análogos del GLP-1, lo logra porque se compromete a largo plazo a alcanzar y mantener el peso que sustente su salud óptima, que es diferente para cada persona.

El tratamiento con los análogos del GLP-1 no es una dieta relámpago, una moda o una novedad; es una revolución médica similar a la que supusieron los ISRS como el Prozac, que cambiaron para siempre el panorama de la salud mental en los años ochenta y principios de los noventa. Estos fármacos cambiarán (y mejorarán) profundamente el modo en que tratan los médicos algunas de las afecciones más comunes que impiden que las personas de mediana edad y de la tercera edad sean felices y estén sanas.

Estos medicamentos son los pesos pesados del adelgazamiento. Es decir, de la misma manera que no te comprarías una clavadora neumática para colgar un cuadro en la pared, no todo el mundo necesita esta medicación para alcanzar sus objetivos de salud, incluso aunque encaje en el grupo idóneo para usarla según las directrices de las autoridades reguladoras. De hecho, el adelgazamiento en sí mismo como una intervención médica no es apropiado tampoco para todo el mundo. Teniendo esto en mente, vamos a repasar el tipo de preguntas que les planteo siempre a mis pacientes, para responderlas juntos.

Idoneidad según el IMC

En Estados Unidos, la agencia reguladora de los medicamentos utiliza el IMC para determinar la idoneidad de estos fármacos. De modo que podrás ser candidato al uso de los análogos del GLP-1 si tienes:

- **Un IMC superior a 30.**
- **Un IMC superior a 27** y además padeces al menos otra comorbilidad relacionada con el peso corporal.

El concepto de «comorbilidad» indica que se tienen biomarcadores de una afección relacionada con el peso como la hipertensión, la diabetes tipo 2 o la apnea del sueño. Estos son solo tres ejemplos de las más de 230 afecciones (¡sí, 230!) que tendrás más riesgo de padecer a causa de la obesidad.

ÍNDICE DE MASA CORPORAL (IMC)

El IMC representa la relación entre la altura y el peso mediante una cifra. No indica por sí solo tu estado de salud, pero suele usarse como herramienta de medición para la prevención y para determinar opciones de tratamiento.

El IMC entre **18,5 y 25** se considera **normal**; entre **25,1 y 30** se considera indicativo de **sobrepeso**, y de **30,1 y superior** denota **obesidad**.

Para calcular tu IMC, divide tu peso en kilos entre el cuadrado de tu altura en metros.

La fórmula es: IMC = peso (kg) / (altura (m) × altura (m)).

Por ejemplo, si pesas 70 kilos y mides 1,75 metros, tu IMC sería 70 / (1,75 × 1,75) = 22,86.

También puedes utilizar una calculadora de IMC, como la de la Fundación Española del Corazón: <fundaciondelcorazon.com/prevencion/calculadoras-nutricion/imc.html>.

De vez en cuando acuden a mi consulta personas que me plantean algo de este estilo: «Soy entrenador personal y, aunque hago musculación cuatro días a la semana, sigo teniendo grasa en la tripa. Según mi IMC, tengo sobrepeso. ¿Puedes recetarme inyecciones?». Con ese planteamiento ya me figuro que es probable que esa persona no sea candidata, pero la mido y la peso para calcular rápidamente su IMC, que me da 26, es decir, que está en el límite inicial del rango de sobrepeso (IMC de 25-29,9).

En ese punto de la consulta, le digo al entrenador personal que solo trato a personas que tengan un IMC de más de 30, es decir, que entren dentro de la clasificación clínica de obesidad; o de más de 27 si además padecen alguna comorbilidad. Un IMC de 26 no está en el rango en que el sobrepeso conlleve una probabilidad estadística relevante de ser perjudicial para la salud. No es nada probable que el peso del entrenador personal que ha acudido a mi consulta entrañe un problema de salud. Si, aun así, continúa preocupándose, le sugiero que vaya al médico de cabecera, que puede pedirle un análisis para obtener una visión más exacta de su salud metabólica subyacente.

«Tengo un IMC inferior a 27. ¿Puedo usar los análogos del GLP-1 para adelgazar?».

A veces los médicos pueden recetar estos fármacos aunque un paciente tenga un IMC inferior a 27, sobre la base de su etnia o si la persona presenta un porcentaje de grasa corporal alto o niveles de azúcar en sangre que indiquen la existencia de diabetes tipo 2 o la probabilidad de sufrirla en el futuro.

¿Hay personas con un IMC inferior a 27 que podrían ser buenas candidatas al tratamiento con medicación para el control del peso? Sí. ¿Hay personas con un IMC superior a 30 que podrían no ser buenas candidatas? También. Lo que ocurre con el IMC es que es un buen filtro, un punto de partida para seleccionar a los pacientes que tienen más probabilidades de mejorar la salud al adelgazar. Dicho con otras palabras, el IMC es un modo de centrar nuestros recursos limitados en los pacientes para quienes los beneficios vayan a superar los riesgos y los inconvenientes de usar la medicación. Solo los análisis de sangre pueden aclarar si el peso está afectando a la salud, pero un filtro como el IMC es un punto de partida útil.

EJEMPLOS DE IMC

Si una mujer de 1,62 m de estatura pesa 71 kg:

- Tiene un IMC de 27.
- Se considera que tiene sobrepeso (IMC de 25-29,9).
- Según el IMC, sería una candidata idónea para tratarse con medicamentos para el control del peso siempre que padezca también alguna comorbilidad.

Si una mujer de 1,62 m de estatura pesa 79 kg:

- Tiene un IMC de 30.
- Se considera que tiene obesidad (IMC de 30 o superior).
- Según el IMC, sería una candidata idónea para tratarse con medicamentos para el control del peso.

Si un hombre de 1,75 m de estatura pesa 83 kg:

- Tiene un IMC de 27.
- Se considera que tiene sobrepeso (IMC de 25-29,9).
- Según el IMC, sería un candidato idóneo para tratarse con medicamentos para el control del peso siempre que padezca también alguna comorbilidad.

Si un hombre de 1,75 m de estatura pesa 92 kg:

- Tiene un IMC de 30.
- Se considera que tiene obesidad (IMC de 30 o superior).
- Según el IMC, sería un candidato idóneo para tratarse con medicamentos para el control del peso.

La controversia del IMC

Entonces ¿qué es realmente el IMC? Es una relación entre el peso y la altura que predice si la cantidad de grasa corporal que tienes te predispone a padecer alguna enfermedad.

Hay mucha gente que critica el IMC. Señalan que pone demasiado énfasis en lo que marque la báscula, en lugar de en la salud subyacente de la persona, y que es tan genérico que no resulta preciso para todo el mundo. Les preocupa que su uso en asuntos médicos pueda llevar a la gente a tomar decisiones que entrañen riesgos o a que se obsesionen innecesariamente con su peso.

Tienen en parte razón. A nivel poblacional (es decir, si nos fijamos en los grupos de datos, en lugar de en individuos concretos), el IMC es muy útil para indicar la correlación entre el peso y las comorbilidades asociadas a la obesidad. Echa un vistazo a los siguientes hallazgos:

- **Mortalidad:** Un IMC en la categoría de sobrepeso/obesidad de clase I reduce la esperanza de vida en 2-4 años; un IMC de 40-45 lo reduce en 8-10 años (¡muy similar al efecto del tabaco!).
- **Accidente cerebrovascular:** Por cada unidad de IMC más alto, el riesgo aumenta un 4 %.
- **Diabetes tipo 2:** Un 80 % de los casos están directamente relacionados con la obesidad.
- **Insuficiencia cardiaca:** El riesgo se multiplica por dos con un IMC superior a 30.

Sin embargo, a nivel individual (es decir, tú en la consulta médica), las predicciones del IMC pueden ser inexactas. La gente que tiene mucha masa muscular, como el entrenador personal del ejemplo que he puesto antes, también presenta un IMC alto, dado que el músculo pesa. (Nota: si eres una persona sedentaria o haces ejercicio moderado, es probable que no entres en esta categoría). También es posible que el IMC clasifique incorrectamente a las mujeres que se encuentren en la postmenopausia, debido a los cambios hormonales normales que afectan a la proporción entre masa muscular y grasa. El IMC no distingue entre hombres y mujeres ni nos dice nada sobre el papel que desempeña la etnia de una persona en el peso o la predisposición a sufrir ciertas enfermedades. Los estudios poblacionales nos han permitido averiguar que los asiáticos presentan un mayor riesgo de padecer dolencias asociadas al peso con un IMC más bajo. En China y Japón se define el sobrepeso con un IMC de 24 o superior, y la obesidad con un IMC de 28 o superior; en la India, el sobrepeso se define con un IMC de 23 o superior, y la obesidad con un IMC de 27 o superior.[1]

Esa es la razón por la que el IMC es únicamente un punto de partida, no de llegada, al considerar los objetivos de salud personales. Lo único que puede decirte es que podrías tener más grasa corporal de lo que resultaría saludable.

Los médicos también usan el perímetro abdominal e instrumentos que miden la grasa corporal para obtener más datos específicos sobre la cantidad real de grasa que tienen en el cuerpo los pacientes.

El perímetro abdominal como indicador de obesidad varía en función del sexo y la etnia. Se considera que una persona es obesa si su perímetro abdominal es:

- De 100 cm o más para los hombres (afrodescendientes, caucásicos).
- De 90 cm o más para las mujeres.

La Federación Internacional de Diabetes ha definido topes diferentes para los distintos grupos étnicos. Las poblaciones hispanas y asiáticas tienen el tope para la obesidad en 7,5-10 cm menos que las caucásicas.

Existen herramientas más avanzadas, como las densitometrías óseas (DEXA) y las básculas de composición corporal, y menos sofisticadas, como los plicómetros, que también pueden ayudar a establecer la obesidad. (Examinaremos más a fondo este asunto en el capítulo 10). Se considera que tienen obesidad las mujeres con más del 30 % de grasa corporal y los hombres con más del 25 %.

Sin embargo, la medición de la grasa corporal, aunque sea de manera exacta, no proporciona una respuesta completa a la pregunta de si debes adelgazar. Aún falta por tener en cuenta algo más.

EL PERÍMETRO ABDOMINAL

Es una medida del peso centralizado (la grasa abdominal). Si es elevada, se asocia fuertemente con un riesgo alto de desarrollar afecciones metabólicas. Es recomendable usarla como punto de partida en la evaluación biológica del peso, pero también como herramienta para monitorizar el efecto físico positivo de opciones de estilo de vida más saludables.

Cómo medir el perímetro abdominal

1. De pie, ponte una cinta métrica alrededor de la cintura, justo por encima de la cadera.
2. Comprueba que está horizontal en todo el perímetro.
3. Mantenla pegada al cuerpo, pero sin apretar.
4. Toma la medición justo después de exhalar.

¿Qué se considera un perímetro abdominal «normal»?

En los hombres → Menos de 100 cm

En las mujeres → Menos de 90 cm

La paradoja de la obesidad

La grasa por sí sola no es mala. Nos protege de caídas y puede ayudarnos a mantener el calor corporal o a subsistir si nos ponemos enfermos y no podemos comer. Pero la idea de que nos proteja de las enfermedades —conocida popularmente como «paradoja de la obesidad»— hace ya tiempo que se considera falsa.

¿ESTÁ AFECTÁNDOTE A LA SALUD EL SOBREPESO QUE TIENES?

Gran parte del revuelo cultural en torno a los análogos del GLP-1 y su éxito en las pasarelas de moda tiene que ver con la obsesión de nuestra sociedad por la delgadez extrema. Aunque esta obsesión sea indudablemente real, la mayoría de la gente que viene a mi consulta no tiene como objetivo ese tipo de delgadez. Muchos de mis pacientes viven con auténtica ambivalencia el hecho de adelgazar. Han tenido toda su vida un peso que la sociedad consideraba «excesivo» y, aunque les haya costado esfuerzo conseguirlo, la mayoría goza de una autoestima saludable al respecto. Su talla y su estilo de vida forman parte de quienes son, y la idea de cambiarlos les apena.

Veamos el ejemplo de mi paciente Scott. La comida formaba parte de su identidad de manera considerable. Era un orgulloso amante de la buena cocina a quien le gustaba celebrar la vida con banquetes y buen vino, que coleccionaba. Había tenido sobrepeso desde la infancia y al llegar a la cuarentena empezaron a acumulársele los problemas. Había alcanzado los 135 kilos y los análisis de sangre mostraban niveles altos de enzimas hepáticas y de azúcar en sangre, aunque aún no lo bastante como para indicar la presencia de alguna enfermedad. Lo peor era que muchos días ya no se sentía bien.

Cuando lo conocí, Scott odiaba la idea de medicarse de por vida, sobre todo con los análogos del GLP-1, pues consideraba que pondrían punto final a su vida de sibarita. Para él, adelgazar no era solo una indicación del médico, sino que suponía una pequeña crisis de identidad. Trató de perder peso con una dieta baja en carbohidratos, pero acababa comiendo y bebiendo desaforadamente los fines de semana. Comenzó a tomar metformina para reducir el azúcar en sangre y probó el fármaco Contrave, que puede ayudar a superar los antojos de comida. Pero seguía yéndosele de las manos.

Muchos pacientes como Scott pueden haber tenido momentos en su vida en que hayan pretendido adelgazar por vanidad o para adaptarse al ideal estético de la sociedad, pero si vienen a mi consulta es porque están preocupados por su salud. Normalmente padecen alguna afección importante que tiene probabilidades de curarse si pierden el 10 % de su peso corporal. No acuden a mí por una «operación biquini». Sus objetivos son de este estilo:

«Quiero vivir para conocer a mis nietos».

«Vivo con hijos pequeños y/o padres mayores y necesito tener energía para cuidarlos».

«Necesito estar en forma mentalmente para poder trabajar».

«Quiero poder disfrutar de mis actividades físicas favoritas sin dolor».

La pregunta que debe hacerse cualquier paciente, con valentía y teniendo los mejores datos disponibles, es la siguiente: «¿Está poniéndome en peligro o afectando a mi calidad de vida el exceso de peso que tengo?». Lo difícil de contestar a esta pregunta es que la noción de «peligro» es subjetiva y dinámica. Cada persona tiene que definir lo que le resulta aceptable y lo que está dispuesto a sacrificar para mejorar la situación en el momento actual y en el futuro. Además, esas valoraciones pueden cambiar con el tiempo. Por ejemplo, quizá fueras fumador en la veintena, pero al cumplir cuarenta te empezará a horrorizar el tabaco. Las motos son símbolos de libertad y diversión para algunos y máquinas mortíferas para otros. A algunas personas les gusta vivir al día y otras prefieren planificar para el día de mañana. Me refiero a ese tipo de cosas.

Si estás teniendo problemas de salud relacionados con el sobrepeso que están poniendo en riesgo tu vida o que afectan a tu calidad de vida, es posible que te convenga tratarte con los análogos del GLP-1.

Para Scott, la respuesta quedó clara después de los confinamientos de 2021 por el COVID-19. Alcanzó los 139 kilos (su máximo hasta el momento), le diagnosticaron diabetes tipo 2 y tenía los cinco marcadores del síndrome metabólico (a continuación ahondamos en este aspecto). Comenzó un tratamiento con Ozempic, a la vez que seguía una dieta baja en carbohidratos, y, cuando se aprobó la comercialización de Mounjaro, se cambió a ese fármaco. Al cabo de dos años estaba manteniendo un peso de 102 kilos y la diabetes había remitido por completo.

¿Sigue siendo Scott un amante de la buena mesa? El uso de los análogos del GLP-1, así como los problemas de salud que lo llevaron a tratarse con estos fármacos, cambiaron su relación con la comida, que dejó de ser el centro de su universo. Pero lo que no se esperaba Scott era que su nuevo yo disfrutara de la vida como siempre. Es más fácil ser un sibarita cuando uno se siente bien. Ahora se dedica a su otra pasión: los aviones ultraligeros.

¿Por qué importan más los análisis de sangre que el peso?

Como ya hemos dicho, el IMC es solo una herramienta de medición; el peso mismo no siempre representa un problema de salud. Peter

Attia, en su superventas *Sin límites: la ciencia y el arte de la longevidad*, lo expresa muy bien: «La obesidad es meramente un síntoma de un desarreglo hormonal subyacente, como la hiperinsulinemia, que resulta que nos hace engordar. Pero no todas las personas obesas tienen problemas metabólicos y no todo el mundo que padece problemas metabólicos es obeso».

Mi única y pequeña objeción es que, como ya hemos comentado, la grasa es un órgano dinámico. En mi opinión como médica, el exceso de grasa es tanto síntoma de problemas metabólicos como causa de desregulación hormonal y de muchos otros efectos negativos en la salud. No obstante, el comentario de Attia es crucial: los cinco marcadores de salud metabólica te dicen mucho más sobre tu salud que la cifra que ves en la báscula o el IMC.

El síndrome metabólico se define como la presencia de al menos tres de los marcadores que se detallan a continuación, pero cuantos más de estos marcadores reúnas, más probable será que padezcas resistencia a la insulina (que estará frustrando tus esfuerzos por adelgazar) o que acabes sufriendo alguna enfermedad cardiovascular (ictus, infarto de miocardio, etc.).

La salud metabólica verdadera es la ausencia de cualquiera de estos marcadores:

1. Hipertensión (> 130/85).
2. Triglicéridos altos (> 150 mg/dL).
3. Niveles bajos de colesterol HDL (bueno) (< 40 mg/dL en hombres o < 50 mg/dL en mujeres).
4. Adiposidad abdominal (perímetro abdominal superior a 90 cm en mujeres y a 100 cm en hombres).
5. Niveles altos de glucosa en sangre (> 110 mg/dL).

Las disfunciones metabólicas son solo algunas de las afecciones que pueden llevar a una persona a tener como objetivo de salud adelgazar. A continuación enumero algunos de los trastornos más comunes que se manifiestan en los análisis de sangre y que llevan a mis pacientes a probar el tratamiento con los análogos del GLP-1:

- Resistencia a la insulina o diabetes tipo 2
- Hiperlipidemia
- SOP
- Esteatosis hepática no alcohólica

Análisis aparte, muchos de mis pacientes padecen:

- Dolor de articulaciones y de espalda
- Apnea del sueño
- Ganancia de peso a causa de ciertas medicaciones
- Ganancia de peso durante la menopausia o premenopausia
- Fatiga

NO ESPERES QUE LOS ANÁLOGOS DEL GLP-1 SEAN UNA SOLUCIÓN RELÁMPAGO

Por último, los candidatos a este tratamiento entienden que no existen soluciones relámpago con los análogos del GLP-1. Las personas a las que veo lograr resultados positivos a largo plazo con estos fármacos saben bien que no son un atajo ni un remedio fácil, por mucho que lo digan personas ignorantes y gordofóbicas. **Junto con**

el tratamiento, también hay que hacer el trabajo de cambiar los hábitos y los pensamientos subyacentes respecto de la comida y el peso corporal. El medicamento, al revertir la disfunción hormonal subyacente, se limita a proporcionar un marco en que resulta más fácil realizar estos cambios, y que sean más efectivos a largo plazo. Está prácticamente garantizado que los análogos del GLP-1 vayan a hacerte adelgazar, pero solo mantendrás la pérdida de peso a largo plazo si los usas en conjunción con cambios en el estilo de vida.

Además, el sobrepeso o la obesidad no sobrevienen únicamente por padecer un desorden metabólico. Los análogos del GLP-1 suelen constituir solo un primer paso, no un tratamiento completo. Parte del proceso consiste también en evaluar otros factores que podrían estar influyendo en el sobrepeso, tales como:

- Apnea del sueño (aquí estamos un poco ante la pescadilla que se muerde la cola, pero no cabe duda de que la calidad del sueño tiene un efecto importante en el peso).
- Problemas de salud mental.
- Comer por estrés o ansiedad.
- Enfermedades autoinmunes como el lupus o la artritis reumatoide, que pueden entorpecer significativamente la actividad física.
- Trastornos de la tiroides como la tiroiditis de Hashimoto.
- Deficiencias vitamínicas. Por ejemplo, los niveles bajos de hierro, vitamina D o vitamina B12 podrían generarte malestar o flojera y hacerte engordar de manera indirecta.
- Algunas medicaciones como los esteroides, los ISRS o los tratamientos poscáncer.

Existen muchos factores físicos y emocionales que pueden afectar al peso corporal y a la salud. Los análogos del GLP-1 constituyen solo una parte de un proceso más amplio de curación.

Los análogos del GLP-1 no son para todo el mundo

En general, las directrices de las autoridades reguladoras especifican que sirven para el «control crónico del peso». Una manera menos formal de describirlo sería decir que estos fármacos son para personas que han probado todo lo demás y necesitan ayuda para evitar trastornos crónicos asociados con el sobrepeso.

No todo el mundo necesita los análogos del GLP-1 y tampoco todo el mundo necesita medicamentos para tratar la obesidad. Hay que pensar en ello como en una terapia. Recuerdo a una paciente que se llamaba Mary y quería unirse a mi clínica virtual SoWell, pero solo le hacía falta adelgazar unos 4,5 kilos. Casi la rechazo porque su IMC estaba en el límite de lo saludable. Sin embargo, como me pareció que necesitaba ayuda, la escuché. Me contó que se encontraba en un periodo de su vida muy estresante, cuidando de padres mayores y enfermos y de niños pequeños al mismo tiempo. Aunque solo había engordado 4,5 kilos, Mary tenía la sensación de que, en su caso, subyacía algún problema de salud.

Resultó que sí que estaba padeciendo un par de trastornos. En primer lugar, sus análisis de sangre mostraban señales de una resistencia incipiente a la insulina. Si continuaba engordando, era muy probable que en cuestión de diez años fuera a necesitar tratarse por diabetes tipo 2. Pero la causa más inmediata de la ganancia de peso era la salud mental. Las responsabilidades de cuidado familiar, ayudando a sus padres mayores con cada vez más achaques, le habían generado un estrés que no había sentido nunca en su vida. Mary lo sabía, pero no se dio cuenta de que estaba relacionado con sus hábitos alimentarios hasta que no empezó a registrar sus emociones en conexión con la comida poniendo en práctica los hábitos básicos del método SoWell. Detectó que después de situaciones de cuidado difíciles (por ejemplo, una toma de conciencia dolorosa de la pérdida de memoria de su madre), comía dulces. Llevaba meses haciendo uso de la comida basura como un mecanismo de afrontamiento mucho más extremado de lo que había sido habitual en ella antes de que su vida familiar diera un vuelco.

Mary no necesitaba los análogos del GLP-1, pero sí podía beneficiarle un fármaco para el control del peso llamado Contrave. Este medicamento (una combinación del antidepresivo bupropión y el fármaco antiadicción naltrexona) le proporcionó suficiente estímulo para regular las emociones y encontrar maneras más saludables de afrontar el estrés. Mary es un ejemplo de persona que necesitaba medicación para apoyar la salud mental, en lugar del sistema metabólico. También tenía que realizar cambios en sus hábitos, y empezó a incorporar la rutina de caminar a diario para relajarse y aliviar el estrés. Estos paseos también le proporcionaban tiempo para procesar las emociones que le estaba generando la situación que vivía con sus padres. En poco tiempo perdió los 4,5 kilos y, al cabo de tres meses, los análisis de sangre reflejaron que todos los indicadores de salud metabólica habían vuelto a los niveles normales.

La conclusión que quiero que saques es que el tratamiento médico de la obesidad, junto con el método SoWell, ofrece un conjunto amplio y completo de herramientas para controlar el peso. Si resulta que no eres candidato a los análogos del GLP-1 o no puedes acceder a ellos, sigue habiendo muchas opciones y caminos para mejorar la salud.

SEGUNDA PARTE

El método SoWell para tener éxito a largo plazo con los análogos del GLP-1

5

Los hábitos básicos

¿Te afecta emocionalmente la mera visión de una báscula? Que sepas que no estás solo. Muchos de los pacientes de mi programa se alarman cuando se enteran de que una de las recomendaciones de mi método SoWell es pesarse diariamente. Mi paciente Grace casi abandona al saberlo.

Hacía años que Grace se había deshecho de la báscula que tenía en casa por lo mucho que la afectaba emocionalmente pesarse, a causa de una experiencia traumática que había tenido en el instituto. Tal y como ella lo recuerda, todas las niñas de su clase tuvieron que ponerse en fila en el pasillo para que una enfermera las pesara una por una, sin privacidad alguna. Grace siempre se había sentido gorda, pero la vergüenza de aquel momento se le quedó grabada en la memoria: allí quieta, en la báscula médica, mientras la enfermera movía las pesas lentamente hasta lograr el equilibrio, sintiendo que todos los ojos estaban fijos en la cifra que indicaba su peso. Cuando la enfermera acabó por fin, Grace corrió al baño a encerrarse y llorar a lágrima viva.

Pesarse con regularidad es importante para cualquier persona que quiera adelgazar y mantener el peso. Este hábito **no es muy complicado, pero sí tiene mucha relevancia**, al igual que algunos otros que comentaremos y que han demostrado ser muy útiles para conservar un peso saludable a largo plazo. Lamentablemente, pocas personas los adoptan, y es por la misma razón por la que Grace evitaba las básculas: despiertan todas las emociones dolorosas que se van acumulando por vivir en una sociedad en que la gente —y los medios de comunicación, por supuesto, pero a veces también nuestros amigos y nuestra familia— equipara el peso y lo que comemos a nuestro carácter y nuestra valía.

Sin embargo, estos hábitos son importantes para la salud. Han ayudado a miles de personas a adelgazar y, según mi experiencia, los pacientes con mayor éxito (que yo defino como aquellos que han adelgazado un 15 % o más del peso corporal total y lo han mantenido a largo plazo) son aquellos que aplican sistemáticamente los hábitos básicos del programa SoWell.

El objetivo de este capítulo es comenzar con el proceso de manera que vayas acercándote poco a poco a la **neutralidad emocional** en relación con tu peso y con el adelgazamiento. La neutralidad emocional significa que te sientas igual con respecto a la báscula que con respecto al cepillo de dientes: sin emociones.

El cepillo es una herramienta con la que mantienes limpios los dientes, nada más y nada menos. Hace ya mucho tiempo que creaste el hábito de usarlo dos veces al día y ya apenas piensas en ello, incluso cuando tienes el cepillo en la boca. Te limitas a usarlo y volver a tu día a día disfrutando del aliento mentolado y sabiendo que estás haciendo lo que puedes para evitar la caries.

Al principio del proceso, es posible que te resulte difícil imaginar que alguna vez vayas a sentirte así respecto de los hábitos sobre los que hablaré en este capítulo. **Pero lo lograrás.** Una de las cosas más bonitas de los análogos del GLP-1 es que producen cambios rápidos y drásticos en la vivencia que tenemos de la comida y el cuerpo. Por mucho tiempo que llevemos asumiendo «el modo en que son las cosas» o «el modo en que tienen que ser», todo queda de repente refutado, lo que genera una ventana de oportunidades para realizar cambios más profundos y duraderos. Somos capaces de observar los patrones de conducta anteriores con curiosidad, en lugar de ansiedad, y reemplazarlos por hábitos nuevos que son más beneficiosos para la salud.

He visto a cientos de pacientes alcanzar la neutralidad emocional. No ocurre al instante, pero si confían en el proceso, acaban lográndolo. Grace, por ejemplo, se encuentra cómoda con la báscula por primera vez en su vida. No es porque le guste más la cifra que ve (aunque es cierto que ahora su peso es saludable), sino porque ese pequeño hábito, mantenido en el tiempo, hoy le genera menos ansiedad y más comodidad, algo que nunca creyó posible.

El porqué es el camino

Antes de que abordemos los hábitos básicos del método, tenemos que descubrir el secreto para adoptarlos. Volvamos de nuevo al cepillo de dientes. Crear el hábito necesita tiempo y paciencia. Yo llevo ya casi diez años ayudando a mi hijo a desarrollarlo y aún necesita un recordatorio muchos días (vale, ¡casi todos los días!).

Hemos sido capaces de llegar tan lejos por una sencilla razón: hay un porqué claro. ¡No queremos caries! E incluso existe una ventaja a corto plazo: es agradable sentirse limpio y fresco.

Ahora llevemos este pensamiento al adelgazamiento. Tomemos el caso de mi paciente Meghan, que engordó rápidamente durante el periodo universitario tras dejar de bailar; el baile había sido el eje en torno al que había girado su adolescencia. Con veintipocos años, se sometió a una cirugía bariátrica y perdió enseguida 45 kilos, pero los recuperó todos e incluso algunos más a lo largo de dos años.

A los 34, realizó el programa SoWell con el apoyo de Wegovy. Han pasado ya tres años y Meghan sigue con un peso de 57 kilos, y me ha asegurado que tiene plena confianza en que lo conservará toda la vida: una transformación enorme, considerando el miedo que le daba volver a engordar, como le había ocurrido tras la cirugía bariátrica.

La gran diferencia entre las dos experiencias de Meghan y sus resultados no tiene que ver con la disyuntiva de cirugía bariátrica o medicación, sino con que Meghan **averiguó cuál era su porqué**. La primera vez que adelgazó lo hizo porque se lo recomendó el médico y porque echaba de menos su cuerpo de bailarina. La segunda vez quiso adelgazar porque había averiguado que tenía los cinco marcadores del síndrome metabólico. Su padre había muerto hacía poco y su madre, ya mayor, dependía cada vez más de la ayuda de Meghan. Se encontraba en una nueva etapa de su vida y temía por su salud a largo plazo. Cuando comenzó con el programa, no solo hablamos de sus porqués, sino que también los pusimos por escrito, lo mismo que deberías hacer tú.

He aquí los porqués de Meghan:

- Quiero revertir los indicadores del síndrome metabólico porque no quiero acabar siendo diabética.
- Quiero tener la fuerza y la estabilidad necesarias para poder cuidar de mi madre.
- Quiero tener energía y claridad mental para poder trabajar bien.

IDENTIFICA TUS PORQUÉS

1. Incluye solo uno relacionado con la talla, el aspecto o la moda.
2. Ponlos por escrito.
3. Tenlos en un lugar visible.

Es crucial que solo uno de los porqués esté relacionado con la estética o el aspecto. Me refiero a razones del tipo: «Quiero que vuelva a valerme mi ropa favorita», o: «Quiero tener la talla S para la boda de mi hija».

Ya lo he dicho antes, pero merece la pena repetirlo: **la delgadez extrema no motiva a largo plazo**. El tipo de porqués que hacen posible que adoptemos los hábitos son los que tienen que ver con la salud o con objetivos que van más allá de nosotros mismos, como el deseo de Meghan de poder cuidar de su madre a largo plazo.

Para Janelle, una de mis pacientes favoritas, la delgadez extrema no solo era un motivo débil, sino que, en realidad, pensar en ello la desmotivaba. Janelle había tenido sobrepeso toda su vida, pero le gustaba de verdad su cuerpo. De adulta, su peso había estado siempre entre los 100 y los 127 kilos, a pesar de ser una profesora de aeróbic acuático activa y entusiasta. Su marca era estar sana y ser grande. Y así fue hasta que en la cuarentena empezó a padecer problemas de salud graves relacionados con el peso. Tenía la tensión muy alta, era prediabética y en su historial familiar figuraban tanto el ictus como la diabetes tipo 2.

Janelle estaba preocupada por su salud, pero la expectativa de adelgazar le daba miedo. Creía que perdería su identidad si dejaba de ser grande. «No seré yo», me decía. Le aseguré que, aunque solo perdiera el 10-15 % de su peso corporal (entre 10 y 20 kilos), había muchas probabilidades de que mejoraran sus problemas de salud. No era necesario que el objetivo fuera tener un IMC bajo. Entre los porqués de Janelle no había ninguno relacionado con la «estética». Ella quería tener más energía, revertir los indicadores de salud preocupantes y mejorar las probabilidades de disfrutar de una vida larga y saludable.

Cada vez que Janelle perdía 5 kilos, hacíamos una comprobación. «Janelle, ¿te sientes bien?», le preguntaba. «Me siento muy bien», me respondía. «Genial. ¿Y aún sigues sintiéndote tú misma?». Hasta ahora la respuesta siempre ha sido que sí, y continuamos formulándola.

Hace poco llegó al hito de perder 18 kilos y aún se siente bien y quiere perder otros 5. Los análisis de sangre muestran una gran mejoría en los niveles de azúcar y la tensión se está acercando a la normal.

A medida que pase el tiempo, los objetivos que hayas puesto por escrito te servirán de una segunda manera: como valioso registro de tu éxito. Una vez que se alcanza una meta, resulta muy fácil acostumbrarse al nuevo estado de salud. Por ejemplo, una paciente tenía en un principio el objetivo de no cansarse al subir las escaleras del metro. Al cabo de un año, estaba haciendo musculación en el gimnasio dos veces a la semana y trabajando en nuevas metas. Cada vez que notaba que le costaba seguir, miraba sus objetivos iniciales y sentía un gran estímulo al darse cuenta de lo lejos que había llegado.

Hábito básico 1: Registra el peso como mínimo una vez a la semana

Mister Rogers, un presentador muy querido de programas de televisión infantiles, era un hombre muy delgado y conservaba ese peso porque se subía todos los días a la báscula. Según cuentan, si había perdido medio kilo, se comía una galleta de postre. Si había engordado medio kilo, hacía un largo extra en la piscina, donde nadaba todos los días. A pesar de haber tenido sobrepeso de niño, este hábito diario de pesarse le proporcionaba un sistema de comprobación y equilibrios gracias al que pudo conservarse delgado hasta su muerte, a la edad de 74 años. Su peso era un simple dato que podía usar para fundamentar sus siguientes pasos. Y así es como espero que ocurra en tu caso.

La cultura frenética de los regímenes de adelgazamiento ha convertido las básculas de baño en el enemigo público número uno. Pero lo que tenemos que hacer es remediar la insensatez, en lugar de tirar a la basura una herramienta que puede sostener uno de los hábitos más baratos, sencillos y rápidos para cuidar la salud. En Estados Unidos, el Registro Nacional de Control del Peso (un estudio iniciado antes de que surgieran los análogos del GLP-1) ha ido midiendo el progreso de las personas que han logrado la hazaña de mantenerse durante una media de 5,5 años en el peso alcanzado tras adelgazar. El 75 % de los participantes se pesan como mínimo una vez a la semana.

NEUTRALIDAD EMOCIONAL ANTE LA BÁSCULA	
PIENSA ESTO:	**NO PIENSES ESTO:**
✓ La báscula es una herramienta útil.	× La báscula determina mi valía (fuerza, idoneidad, inteligencia).
✓ Proporciona datos, igual que un termómetro o un tensiómetro.	× Es mejor evitarla hasta tener un «buen» día/semana/año.
✓ Podemos usar esos datos para que nos ayuden a determinar los pasos siguientes.	× Un peso superior al esperado implica que debería abandonar.

Por qué recomiendo pesarse a diario

La razón de pesarse a diario no es para que, como Mister Rogers, puedas responder a cada variación con un cambio inmediato de comportamiento. Para mucha gente, sobre todo las mujeres, sería como subirse a una montaña rusa. Nuestro peso diario es muy fluido (porque somos muy fluidos: alrededor del 60 % del peso corporal se compone de agua).

Lo que quiero es que, a diario, **te peses, anotes el peso y sigas con tu día**. El valor de esta práctica está en la acumulación de datos, que utilizarás para identificar los cambios que necesites hacer a lo largo del tiempo. Y el hecho de que, a lo largo del tiempo, veas que la cifra de la báscula sube y baja diariamente, te generará confianza en que el proceso está funcionando, a pesar de las fluctuaciones. Pesarte a diario es también un hábito que funciona como afirmación diaria de tu compromiso con nuevos comportamientos saludables. Puedes hacerlo justo después de cepillarte los dientes por la mañana (otra rutina diaria que te hace sentir bien).

Pesarse a diario es la meta, ¿de acuerdo? No es necesario que empieces a hacerlo desde el minuto uno. Sentar las bases de los hábitos es un trabajo en curso que se vuelve más fácil con el tiempo. Si sabes que no estás listo para pesarte a diario, comprométete a hacerlo una vez a la semana, por ejemplo. **Elige un día y hazlo entonces.** No te pongas a negociar contigo mismo. Si eliges el domingo, ese es el día en que debes hacerlo, incluso aunque el sábado fueras a una boda y brindaras con champán y comieras de todo, incluida una porción grande de tarta. Da igual lo que salga en la báscula; lo importante es que registres los datos.

Otra razón por la que recomiendo que te peses a diario cuando estés listo para hacerlo es que, para sorpresa de muchos pacientes, la frecuencia realmente ayuda con el objetivo de la neutralidad emocional. Cuando esperas una semana o más entre una consulta a la báscula y otra, puede que el miedo vaya creciendo y la angustia acabe llevándote a espaciar aún más los momentos en que te peses. A final, antes de que te des cuenta, habrás desterrado la báscula al fondo del armario.

Pésate:

- No más de una vez al día.
- No menos de una vez a la semana.
- Indefinidamente.

Indefinidamente significa... para siempre. Incluso aunque no quieras. Pesarte puede ser más importante para mantenerte que para adelgazar Mis pacientes que han mantenido el peso durante más de cinco años siguen **pesándose a diario**. Quizá descansan un día o dos, pero luego vuelven a la rutina. Es un recordatorio amable de un estilo de vida saludable. Nunca dejamos de lavarnos los dientes, ¿verdad?

¿Y en los viajes?

Recomiendo a todos mis pacientes que viajen más de una o dos veces al año que se compren una báscula de viaje. Suele ocurrir que los viajes que empiezan como un descanso de siete días de la báscula se convierten en un descanso indefinido: al volver a casa, no quieres ver una cifra que te afecte, así que decides «volver a ponerte en vereda» antes de pesarte de nuevo. Esperas una semana, luego otra, otra más… Ya entiendes lo que quiero decir, ¿verdad?

Mi paciente Beth trabaja en marketing para una asociación deportiva importante, un trabajo que la lleva a viajar por todo el mundo, y siempre se lleva consigo la báscula de viaje.

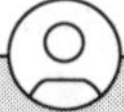

MI HISTORIA

Pesarme en los viajes

Al principio pensé que la doctora Sowa se había vuelto loca cuando me comentó lo de la báscula de viaje. Pero ahora la rutina me resulta cómoda y no vuelvo a casa con miedo de afrontar nada. Estaba nerviosa pensando que con lo de los viajes me sería imposible crear nuevos hábitos, pero también sabía que iba a ser difícil encontrar el momento perfecto. Me alegro de no haber esperado, porque ¡está funcionando!

Beth,
42 años, perdió 13 kilos con Zepbound
en los primeros tres meses

Hábito básico 2: Registro de alimentos

El registro de alimentos del método SoWell no es como usar MyFitnessPal o una aplicación de dieta. No se trata de contar calorías ni tampoco macronutrientes. Las cosas que vas a anotar son las siguientes: lo que comes y cuándo, el hambre que tenías y el estado de ánimo en el que te encontrabas.

Y, desde luego, lo que no vas a hacer es estresarte a causa del registro. El objetivo es comer del modo habitual y registrar las elecciones que realices y las circunstancias en torno a ellas sin hacer juicios. Si se te pasa un día sin anotar nada o no apuntas una comida, no es una señal de negligencia o de que estás haciéndolo mal, o de que no eres apto para este proceso. Es señal de que eres humano y estás adoptando un nuevo hábito.

Empieza el registro hoy mismo

Si usas la versión digital, guárdala en un lugar muy accesible (el móvil, la tableta o el ordenador). Fija una alarma diaria para recordarte que tienes que rellenarlo. El mejor momento es justo después de comer, porque la mayoría de la gente tiene muy mala memoria con la comida y, si dejan pasar 24 horas, no recuerdan en absoluto lo que comieron el día anterior.

Facilítate todo lo que puedas llevar el registro.
Usa nuestra plantilla digital, en inglés,o descarga una copia aquí para imprimir:

CÓMO LLEVAR UN REGISTRO NEUTRO DE ALIMENTOS	
PIENSA ESTO:	**NO PIENSES ESTO:**
✓ El registro es una herramienta útil que proporciona datos. ✓ Proporciona datos igual que un termómetro o un tensiómetro. ✓ Podemos usar esos datos para ayudarnos a determinar los pasos siguientes.	× El registro determina mi valía (fortaleza/idoneidad/inteligencia). × Es mejor evitarlo hasta que tenga un «buen» día/semana/año. × Si tengo una comida/día/semana peor de lo esperado significa que debería abandonar mi objetivo.

CUÁNDO EMPEZAR CON EL REGISTRO

Muchos de mis pacientes dicen: «Dejaré lo de llevar el registro para cuando comience a funcionar la medicación y tenga las cosas bajo control». En realidad, el momento ideal de empezar es **dos semanas antes de que hagas cualquier otro cambio**, incluido administrarte la primera dosis de medicación. Por eso lo incluyo aquí, en el capítulo 5, antes de hablar de las bases de la alimentación y del capítulo sobre cómo empezar con la administración de los fármacos. (Aunque diga que sería el momento ideal para empezar, ten en cuenta que te beneficiarás de los hábitos básicos en cualquier momento del proceso). El registro de alimentos será muy importante a lo largo del periodo en que estés adelgazando y durante unos seis meses del periodo de mantenimiento.

Lo que anotes en el registro estas dos primeras semanas te proporcionará un punto de referencia. Es una oportunidad para identificar patrones de conducta en tu forma de comer antes de empezar con el tratamiento. Ten también en cuenta que, cuando te administres la primera dosis, puede que no te sientas demasiado bien. Es mucho más fácil preparar el terreno para un nuevo hábito en este momento previo, en el que te encuentras fuerte.

Vamos a echar un vistazo a todos los aspectos del registro para que comprendas por qué vas a hacerlo (¡siempre muy importante!) y qué es lo que no tienes que apuntar.

Qué he comido/bebido

Al registrar lo que comes antes de empezar con la medicación, tendrás la oportunidad de comparar tus elecciones actuales con las de las bases de la alimentación de las que hablaremos en el capítulo 6. Esto es importante porque así podrás planificarte de cara a los cambios que seguramente necesitarás hacer para evitar los efectos secundarios de la medicación. Por ejemplo, quizá averigües que solo comes proteína en la cena y que no bebes nada de agua, hábitos que podrían tener consecuencias desagradables.

Tuve una paciente a quien le encantaban los aperitivos. Le gustaban mucho los «saludables»: palomitas sin gluten ni lácteos, chocolate bajo en azúcar, paquetes de 100 calorías. Aunque estaba comiendo todo el tiempo, prácticamente no ingería proteínas, cruciales para conseguir la densidad nutricional que se necesita durante el tratamiento con los análogos del GLP-1. Así pues, cuando aprendió todo lo relativo a las bases de la alimentación del método SoWell, se dio cuenta de que era mejor sustituir las palomitas por otros aperitivos y alimentos ricos en proteínas.

	TIEMPO	EL REGISTRO DE ALIMENTOS	NOTAS (estado de ánimo, circunstancias, etc.)
INSTANTÁNEA 1	9.00	Bebida fría con 1 cucharada de proteína en polvo.	
	12.00	Ensalada de huevo con lechuga y tomate troceados.	
	15.00	Pepino y humus.	
	18.00	Tiras de pollo, verduras asadas y 1/3 de taza de quinoa.	Me alegré de tener esta comida planificada, porque me entró hambre después de hacer ejercicio y lo primero en lo que pensé fue en comida rápida.

	TIEMPO	EL REGISTRO DE ALIMENTOS	NOTAS (estado de ánimo, circunstancias, etc.)
INSTANTÁNEA 2	20.00	Tallarines con gambas, 2 copas de vino blanco.	Cena de trabajo; no había muchas opciones e hice lo que pude.
	7.00	Bebida con electrolitos; no tomé café.	La combinación de inyección ayer por la mañana + cena de trabajo rica en carbohidratos me hizo tener náuseas esta mañana. No tendría que haber tomado vino.
	10.00	Batido de proteínas.	
	17.30	Pollo a la barbacoa con brécol y patatas.	
	17.30	Palito de queso + agua con electrolitos.	Empiezo a sentirme mejor.

Si identificas patrones repetidos en los efectos secundarios, tendrás los datos que necesitas para buscar una solución y sentirte mejor.

INSTANTÁNEA 3

TIEMPO	EL REGISTRO DE ALIMENTOS	NOTAS (estado de ánimo, circunstancias, etc.)
7.00	Café con pudin de semillas de chía y una manzana.	
10.00	Tostada francesa con beicon + cóctel mimosa.	Salí a tomarme un *brunch*; no lo había planificado, pero me encantó.
14.00	Cucurucho de helado.	Después del *brunch*, me di un paseo con un amigo; me comí la mitad. Realmente no me apetecía, pero a mi amigo sí. Me sentí un poco atiborrado.
17.30	Agua con electrolitos.	
19.00	Salmón con salsa de cacahuete y jengibre + ensalada de pepino machacado.	¡Vuelvo al plan!
21.00	Fibra.	Ejem, hoy ha sido un poco irregular.

El registro no será útil si solo apuntas opciones «saludables». No hay comidas malas, y anotarlas puede ayudarte a tener información importante sobre por qué tienes ciertos antojos.

¡Recuerda permanecer neutral! Se trata solo de datos. Evita la compulsión de cambiar lo que comes por aquello que crees que deberías comer, o de modificar las cosas cuando las anotes. El objetivo es la sinceridad. Sé lo más específico que puedas, pero tampoco se trata de que peses todo lo que comas.

La «escala del hambre»

Aquí llevarás el registro del nivel de hambre antes y después de comer, haciendo uso de una escala del 1 al 10. Como comentamos en el capítulo 1, uno de los efectos secundarios del síndrome metabólico y la ingesta excesiva crónica es que no funcionan correctamente las señales de hambre y saciedad, controladas por hormonas. Algunas personas notan más hambre en general y pierden la capacidad de sentirse saciadas cuando acaban de comer. Otras personas comen de manera compulsiva y nunca esperan a tener hambre. De cualquiera de las dos maneras, el resultado es que dejan de prestar atención a cómo se sienten cuando comen. La señal para dejar de comer ya no es la sensación de saciedad, sino la de estar atiborrado, incluso llegando a un punto de malestar.

Los análogos del GLP-1 proporcionan una oportunidad única de hacerse más consciente de las señales de hambre. Al anotar los momentos de hambre y saciedad en estas primeras semanas, te estarás preparando para practicar una forma de comer con atención plena: primero, durante el cambio drástico que se dará cuando empieces a administrarte la medicación, y luego a largo plazo, cuando recuperes las señales de hambre saludables que te indicarán qué comer y cuánto.

También es importante no dejar que el hambre se vuelva exagerada entre las comidas. Si esperas a tener demasiada hambre, al final elegirás alimentos poco adecuados cuando por fin te sientes a comer.

LA ESCALA DEL HAMBRE/SACIEDAD[1]

① Tengo tanta hambre que me siento débil.

② Tengo mucha hambre. Estoy irritable, con poca energía, me ruge el estómago, pienso en comida cada pocos segundos.

③ Tengo bastante hambre. Está empezando a rugirme el estómago. Pienso en comida cada pocos minutos.

④ Empiezo a sentir hambre y a pensar en comida.

⑤ Satisfecho: no tengo ni hambre ni me siento lleno.

⑥ Estoy ligero o agradablemente lleno. (Este grado de la escala es el mejor para controlar el hambre).

⑦ Levemente atiborrado; podría haberme ahorrado los últimos bocados.

⑧ Me siento atiborrado y con malestar.

⑨ Siento bastante malestar; me duele el estómago o lo tengo hinchado.

⑩ Estoy tan atiborrado que siento mucho malestar.

Notas (estado de ánimo, circunstancias, etc.)

Apuntar las circunstancias (o lo que los terapeutas cognitivo-conductuales llaman «hechos»; ahondaremos en esto en el capítulo 7) en torno a la ingesta de alimentos nos ayuda a averiguar qué influencias ocultas nos pueden estar llevando a elegir lo que comemos, especialmente los estados de ánimo y las emociones. La biología es un factor crucial de nuestras elecciones, pero no el único.

El registro de alimentos suele llevar a la gente a grandes revelaciones, como el descubrimiento de patrones repetitivos que nunca habían notado. Kristen, una paciente que nunca había considerado que tuviera propensión a comer en respuesta a las emociones, identificó ciertos desencadenantes relacionados con sentimientos de ansiedad acerca de su cuerpo. Decidió empezar a ir a un terapeuta que la ayudara a superar una historia familiar del pasado que parecía el punto de partida de ese patrón repetitivo.

Gracias al registro de alimentos, Liam, otro paciente, se dio cuenta de que la mayoría de sus momentos de celebración, placer y relajación giraban en torno a la comida. Vivía en una ciudad grande y la mayoría de sus elecciones de entretenimiento y «autocuidado» tenían que ver con cenar en buenos restaurantes o consumir comida rápida. Ya estaba yendo a terapia, y los tres trabajamos para ayudar a Liam a añadir nuevas fuentes de placer a su lista: por ejemplo, empezó a dar paseos por la ciudad y se aficionó al té.

La gran mayoría de la gente tenemos emociones, tanto positivas como negativas, ligadas a la comida. Muchos nos «comemos» los sentimientos en lugar de afrontarlos. Cuando cambiamos de comportamiento, todas esas emociones afloran en la conciencia, y no siempre es agradable. Con el tiempo, el registro de alimentos puede convertirse en un espacio donde identificar estas emociones, lo que te permitirá trabajar con ellas tanto en solitario como con algún amigo o con un profesional. (Ahondaremos en esto en el capítulo 7).

Hábito básico 3: Planificación de las comidas

Establece un día a la semana (la mayoría de la gente elige uno del fin de semana) para ponerte con el calendario y planificar todas las comidas que cocinarás en los siguientes siete días. Luego compra los comestibles que vayas a necesitar o haz un plan de compras.

La planificación te libera de la implacable y eterna pregunta: «¿Qué voy a comer?». Te permite pensar en tus decisiones una vez por semana, en lugar de veintiuna veces, día tras día. Te permite tomar la mayoría de tus decisiones alimentarias en un estado óptimo, cuando estás bien alimentado y relajado. De lo contrario, ya sabes lo que suele pasar cuando llegas a casa después de un largo día de trabajo, abres el frigorífico y dices: «¿Qué vamos a comer?». Aunque el frigorífico esté lleno, puede ser tan abrumador contestar a esa pregunta que al final acabes pidiendo algo por teléfono o te olvides de los alimentos frescos y te pongas a cocer unos espaguetis.

Los hábitos alimentarios cambian sorprendentemente rápido, con poco esfuerzo, cuando lo que tienes en el plato ya no es producto de una decisión basada en el hambre y las emociones inmediatas.

¿Te acuerdas de Gretchen, del capítulo 1, que tras años de dietas había acabado padeciendo resistencia a la insulina y un dolor de articulaciones debilitante? Esta paciente quiso probar la medicación para el control del peso como alternativa a la cultura de las dietas. Pero cuando le dije que el programa empezaba sentando las bases de los hábitos y de la alimentación, se sintió muy frustrada. Como les ocurre a muchos pacientes, Gretchen vivía con un casi constante ruido de fondo sobre la comida antes de iniciar el tratamiento con los análogos del GLP-1, algo que, por supuesto, no le ayudaba en absoluto a alcanzar sus metas de salud. Para Gretchen, que estaba desesperada por librarse de él, todo eso de empezar a adoptar hábitos básicos —en especial, el de la planificación de comidas— le parecía que era andar en la dirección equivocada.

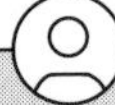

MI HISTORIA

Los hábitos

Cuando me enteré de la historia de los hábitos, pensé: «Esto no es más que otra dieta, y voy a estar más obsesionada con la comida que nunca. ¿Por qué no te limitas a darme la medicación y me dejas en paz?». Sin embargo, al cabo de un mes había adoptado una perspectiva totalmente distinta.

GRETCHEN

«Entiendo cómo te sientes —le dije—. Pero este es solo nuestro punto de partida». Le expliqué que aumentar la concentración al principio la llevaría a tener menos obsesión más adelante. Nunca he tenido ningún paciente que no haya llegado (a menudo muy rápidamente) al punto en el que **piense menos en la comida que antes.** A corto plazo es la medicación la que lo hace posible. A largo plazo son los hábitos, y con un grado de neutralidad emocional mayor que nunca.

«¡Socorro! ¡No puedo planificar nada con una semana de antelación!»

La mayoría de la gente con la que trabajo se adapta rápidamente a la planificación semanal y la encaja cómodamente en su vida. Pero si tú no te ves haciéndolo, aún puedes obtener muchos de los beneficios usando una herramienta de planificación diaria de comidas.

Aquí encontrarás una (en inglés):

(Verás cómo es el planificador en el Apéndice B).

Solo cuesta al principio

Si estás pensando que todo esto parece muy complicado, te comprendo. La planificación de comidas requiere más tiempo y pensamiento al principio que los otros dos hábitos. Pero, con el tiempo, se vuelve mucho más fácil. La mayoría comemos lo mismo al menos en la mitad de las veintiuna comidas que hacemos a la semana. De modo que la planificación es realmente solo un trabajo intenso cuando estás sentando esos grandes cambios iniciales, averiguando qué comida funciona mejor tanto para ti como para tu familia. Al cabo de unas tres semanas, habrás establecido una rutina y un ritmo, y la planificación ya no requerirá más que algunos retoques.

Planificar no significa que tengas que ponerte a cocinar y luego guardarlo pulcramente en recipientes. Tras planificar, lo único que tienes que hacer es una lista de la compra de la semana.

¿Será perfecta tu planificación? Claro que no. El objetivo es seguir el plan durante el 80-90 % del tiempo. La vida siempre requiere cambios de última hora. No pasa nada.

¡Evita el error más común al planificar comidas!

El secreto de planificar comidas de manera efectiva es **no solo seleccionar opciones que estén en concordancia con tu nueva forma de comer, sino con tu vida**.

El proceso de planificación comienza examinando bien tu calendario. ¿Te espera una semana muy ajetreada o estresante? ¿Qué días te dará tiempo a cocinar? ¿Qué días comerás fuera y tendrás menos control sobre las opciones? ¿Hay alguna celebración (cumpleaños, cena con amigos) en la agenda?

La planificación de comidas es especialmente útil en el caso de la gente que cocina para otras personas. Te permite pensar en comidas que satisfagan las necesidades de toda la familia, en lugar de caer en el hábito de preparar todos los días dos menús separados. O, peor aún, de cocinar solo lo que quieran tus hijos porque es más fácil.

Gretchen, mi paciente que se estaba curando de la obsesión con la comida, era muy escéptica con la planificación, pero decidió confiar en mí y se aplicó mucho en las primeras semanas. Disfrutó de su primera gran recompensa a las tres semanas de empezar a inyectarse, cuando aún estaba teniendo hambre todo el tiempo. Esa semana estaba siendo particularmente estresante, y una noche decidió en el último momento hacer un pedido online de hamburguesas para sus hijos. Como tenía bastante hambre, al principio pensó en pedirse también una para ella. Pero entonces recordó que ya había descongelado el pescado que había planificado para esa noche, y que seguramente podría cocinarlo y tenerlo listo con una guarnición de judías verdes incluso más rápido de lo que tardarían en llegar las hamburguesas. También se acordó de que a la noche siguiente le tocaba lo que llamamos «comida fuera del plan» (véase el capítulo 6) por el cumpleaños de un amigo en uno de sus restaurantes favoritos. Gracias a la planificación, el pescado empezó a sonarle tan bien como la hamburguesa. ¿Era una comida divertida como la hamburguesa? No, pero la había planificado y al final le gustó ajustarse al plan. La experiencia le resultó muy estimulante y disfrutó de la sensación de equilibrio y satisfacción de haber hecho una elección saludable, algo nuevo para ella.

CÓMO TENER UN PLAN DE ALIMENTACIÓN NEUTRAL	
PIENSA ESTO:	**NO PIENSES ESTO:**
✓ El planificador es una herramienta útil que me permite ser realista y reducir el estrés. ✓ Me permite canalizar la responsabilidad.	× La planificación debería ser ideal y necesita ser perfecta. × Si no creo que la semana vaya a ser perfecta, es mejor que evite planificar.

6

Las bases de la alimentación

LAS BASES DE LA ALIMENTACIÓN

- Come primero proteínas.
- Añade más verduras cuando vuelvas a sentir hambre.
- No te saltes comidas.
- No esperes a tener sed para beber.

He aquí otro mito persistente y nada útil sobre los análogos del GLP-1: acaban con el placer de comer. No es que el profesor Jens Juul Holst, que descubrió la hormona GLP-1 (péptido similar al glucagón de tipo 1), ayudase tampoco mucho con una declaración que hizo a la revista *Wired:* «Lo que ocurre es que pierdes el apetito y también el placer de comer, algo que puede acabar siendo un problema si, tras uno o dos años de tratamiento, la vida se te hace tan terriblemente aburrida que ya no lo puedes soportar».[1] He visto muchísimas veces citada esta afirmación tan deprimente.

Sin embargo, en mi experiencia con cientos de pacientes, raras veces ha ocurrido algo semejante más allá de los primeros meses de tratamiento, cuando las náuseas y otras molestias gastrointestinales pueden contribuir a sentir aversión por la comida. En la mayoría de los casos, los pacientes recuperan el hambre y el disfrute de la comida, que siguen formando parte importante de su vida diaria y resultándoles de utilidad. Lo que el medicamento sí hace es reconducir el hambre a niveles saludables, y algo más importante aún: ayudar a la gente a curarse de la obsesión por la comida a la que han llegado por culpa de la combinación de la cultura de las dietas y el hambre crónica.

NO HAY NADA MALO EN COMER POR PLACER

La comida es deliciosa y disfrutable. Pero resulta difícil, quizá hasta imposible, mantener un peso saludable cuando se convierte en la principal fuente de placer, especialmente en un mundo que nos ofrece opciones de comida hipersabrosa. Por eso, una de las prioridades iniciales del método SoWell es ayudarte a **reequilibrar el papel de la comida en tu vida**. Las bases de la alimentación que expondremos en este capítulo, en combinación con los análogos del GLP-1, te liberarán tanto de la restricción como de la obsesión. Te guiarán hacia opciones que te fortalecerán la salud y te ayudarán a sentirte bien mientras te adaptas a la medicación.

Las bases de la alimentación del programa SoWell no son reglas, sino bloques de construcción: los hábitos que sustentarán tu forma de comer. No se trata de aplicarlas en cada comida del resto de tu vida. Es una dirección en la que moverte, no un pensamiento de suma cero.

Aplicar las bases de la alimentación del método SoWell será mucho más fácil de lo que imaginas. En cuanto el hambre y los antojos desaparezcan de manera temporal, podrás aprovechar la oportunidad para partir de cero y empezar a desarrollar hábitos enseguida. Durante este periodo inicial, redescubrirás (o quizá descubras por primera vez en tu vida) una relación natural y equilibrada con la comida. En el capítulo 8 completaremos el reequilibrio ayudándote a incorporar también a tu vida nuevas fuentes de placer ajenas a la comida.

De todas formas, no olvides que cambiar de hábitos requiere preparación y concentración; solo que, esta vez, la vieja charla neurohormonal no estará ahí para distraerte.

ENCUENTRA LIBERTAD REGULANDO LA ALIMENTACIÓN	
PIENSA ESTO:	**NO PIENSES ESTO:**
✓ La comida es mi combustible. Como para vivir, no vivo para comer.	× La comida es mi fuente de alegría y bienestar, la forma en la que alivio el estrés.
✓ Saber exactamente qué comer me ayuda a minimizar el caos de opciones de comida.	× La reducción de opciones de comida parece un castigo.
✓ Tener normas me ayuda a no actuar de manera impulsiva y a lograr mis metas.	× Las normas no me gustan.

Base de la alimentación 1: Lo ideal es comer primero las proteínas

Tu objetivo:
20-40 gramos de proteína en cada comida.

La proteína es importante en todos los pasos del proceso con los análogos del GLP-1, lo que equivale a decir el resto de tu vida.

Con las dietas restrictivas, el mayor problema era cómo conseguir comer menos. En los primeros seis meses de uso de los análogos del GLP-1, el mayor problema será cómo conseguir comer suficiente.

Esta circunstancia suele confundir a la gente porque están acostumbrados a centrarse en alimentos que tienen mucho volumen pero pocas calorías, mientras que ahora, durante un breve periodo, va a ocurrir lo contrario: la densidad calórica apoyará tus esfuerzos.

Algunos usuarios de análogos del GLP-1 pierden el apetito o desarrollan aversión a alimentos que antes les gustaban. Otros tienen apetito, pero se llenan enseguida. No sabrás cómo afectará esta medicación a tu hambre hasta que empieces con el tratamiento, pero lo que sí debe quedarte claro es que todos los usuarios de estos fármacos necesitan ingerir proteínas. Y esta recomendación vale para el resto de tu vida.

EJEMPLOS DE COMIDAS QUE CONTIENEN UNOS 20 GRAMOS DE PROTEÍNA

2 huevos + 3 claras de huevo
85-115 g de carne o salmón sin cocinar
1 taza de lentejas cocinadas
1 taza de tofu
2 cucharadas de proteína en polvo (varía según los productos, así que compruébalo en la etiqueta)
¾ de taza de queso fresco
200 g de yogur griego
3 paquetes de mozzarella en tiras
85-115 g de atún al natural en lata
85 g de gambas cocidas (12 de tamaño mediano)

¿Por qué comer primero la proteína?

Un estudio de la Cornell University demostró que si considerásemos una comida tradicional norteamericana —pan seguido de una ensalada y luego un plato basado en carne— e invirtiéramos el orden de los platos de modo que tomásemos el pan al final, acabaríamos de comer con un 30 % menos de azúcar en sangre. El orden en el que se ingieren los alimentos tiene un efecto considerable en cómo metaboliza el cuerpo la comida, y esta herramienta puede ayudarte a equilibrar los bruscos vaivenes del azúcar en sangre que obligan al cuerpo a segregar insulina.[2]

¿Por qué es tan importante la proteína?

Al principio, se trata de que te asegures de comer suficiente para adelgazar a un ritmo sano y proteger tu metabolismo. Pero la ciencia ha demostrado que la proteína tiene beneficios muy amplios tanto para el adelgazamiento como para el mantenimiento del peso.

La proteína permite conservar la masa muscular. Cada vez que adelgazas, pierdes también una mezcla de músculo y grasa. No es ideal, pero así es como funciona el cuerpo. Los estudios han demostrado que las dietas con mayor proporción de proteína permiten conservar la masa muscular durante los estados de deficiencia de energía (es decir, de adelgazamiento).[3]

La proteína sacia. Ingerir proteína lleva a segregar más hormonas gastrointestinales de la saciedad (CCK, PYY y GLP-1) en comparación con la ingesta de carbohidratos, lo que aumenta proporcionalmente la sensación de estar lleno y disminuye el hambre.[4] Esto no importa tanto durante el primer año de tratamiento con los análogos del GLP-1, pero, a largo plazo, comer proteína primero te ayudará a sentir saciedad más rápido y tendrás menos probabilidades de comer más de la cuenta. También desplaza a los carbohidratos, que deberás minimizar mientras te curas de la disfunción metabólica que sufras.

La proteína promueve el adelgazamiento. Varios ensayos clínicos de entre seis y doce meses han concluido que una dieta alta en proteína tiene efectos positivos en el adelgazamiento y puede evitar recuperar el peso que se haya perdido.[5]

HISTORIA DE UNA PACIENTE

Justine, la reina de las proteínas

Justine detestaba la idea de «comer primero las proteínas». Le encantaban los carbohidratos y odiaba las dietas, pero accedió a incluir comidas y aperitivos altos en proteínas en su planificación semanal. Al cabo de varias semanas, se dio cuenta de lo mucho mejor que se sentía después de aquellas comidas y empezó a buscar más para añadirlas a su dieta. Ahora le encantan sus platos de huevos al horno con salchicha de pavo, sus pokes de salmón, el ramen alto en proteínas y los batidos de proteínas. Le sigue encantando la pizza, pero le basta con una porción, y ha perdido por completo el interés en la pasta. Lleva ya un año comiendo así y siempre disfruta de la comida.

Cómo escoger la proteína en polvo

La proteína en polvo y las bebidas de proteínas pueden ser una herramienta muy útil, sobre todo al principio del proceso. Mézclalas con agua o con leche, y quizá con frutos del bosque, para obtener una comida supersabrosa y de alta densidad que puedes llevarte a cualquier parte. Cuando mis pacientes no sienten muchos deseos de comer, suele ocurrir que les seduzca más un batido de proteínas con sabor a chocolate o con arándanos que una porción de carne o de pescado. A largo plazo, ¿será el salmón u otro alimento sólido una opción más satisfactoria? Claro, pero al principio lo más importante es que ingieras proteínas.

Mi proteína en polvo favorita para adelgazar, mantenerse y favorecer el desarrollo de músculo es la de **suero de leche**. Se trata de una proteína completa, derivada de la leche, y que el cuerpo absorbe fácilmente. En 2010, en un estudio que examinaba los efectos de cuatro comidas basadas en proteínas sobre la insulina, la glucosa, el apetito y la ingesta de alimentos, fue clara ganadora la proteína de suero de leche. Cuatro horas después de ingerir en forma líquida una de las cuatro proteínas incluidas en el estudio (huevo, pavo, atún y proteína de suero de leche), se ofrecía a los participantes un bufet. El grupo que había tomado proteína de leche comió significativamente menos que los otros.[6] La explicación puede estar en el hecho de que la proteína de suero de leche tiene un índice de digestión y absorción más veloz que otras proteínas, por lo que produce un pico rápido de aminoácidos en el plasma sanguíneo, y llevaría a una segregación más temprana de hormonas de la saciedad.

Existen dos tipos de proteínas de suero de leche: el concentrado de suero y el aislado de suero. Yo prefiero el segundo por su mayor contenido en proteína, además de que es bajo en carbohidratos y casi no tiene lactosa. También es más fácil de mezclar.

Otras opciones de proteínas:

- **Proteína de clara de huevo.** Es una proteína completa que carece de lactosa, muy baja en grasa y carbohidratos. Sin embargo, su textura granulosa la hace bastante menos popular que la de suero de leche.

- **Proteína de soja**, derivada de las semillas de soja. Se la considera una proteína completa. Sin embargo, algunos estudios han concluido que los suplementos de proteína de suero de leche son mejores para desarrollar músculo.[7]
- **Proteína de guisante.** Es una de las proteínas en polvo más populares, aunque se la considera una proteína incompleta por su bajo contenido en metionina.
- **Proteína en polvo de colágeno.** También es una proteína incompleta, pues carece de triptófano. Sin embargo, puede beneficiarte en el proceso de adelgazamiento, pues se ha demostrado que mejora la elasticidad de la piel y el incremento de masa magra.[8]

¿Son mejores las proteínas completas?

No, solo son eso: completas. La proteína tiene veinte componentes, llamados aminoácidos. El cuerpo puede sintetizar once de ellos (conocidos como no esenciales), mientras que los otros nueve (denominados esenciales) han de obtenerse de los alimentos. Se considera que un alimento es una proteína completa cuando contiene los nueve aminoácidos esenciales. Las proteínas animales (pollo, pescado, ternera, huevo y lácteos) y la soja son proteínas completas. Las proteínas vegetales (las procedentes de hortalizas, frutos secos, semillas y granos enteros) son incompletas.

Dicho lo anterior, no tienes que preocuparte por el hecho de ingerir proteínas completas en cada comida. El objetivo es una mezcla amplia a lo largo del día. Volviendo a la proteína en polvo, aunque la de suero de leche sea la mejor en conjunto, lo apetecible que te resulte o lo bien que digieras cada tipo de proteína determinará lo que a ti te funcione mejor.

IDEAS PARA APERITIVOS ALTOS EN PROTEÍNAS Y SABROSOS

① Yogur griego (¡con semillas de lino molidas para añadir fibra!)

② Requesón con frutos del bosque y almendras troceadas

③ Huevos rellenos

④ Cecina de vaca o de pavo

⑤ Burritos de pavo

⑥ Batidos altos en proteínas (¡consulta las recetas del capítulo 9!)

LAS GRASAS Y LOS CARBOHIDRATOS: LOS OTROS MACRONUTRIENTES

Probablemente sabes que la proteína, la grasa y los carbohidratos son los tres macronutrientes que contienen los alimentos. En la mayoría de los casos, si los usuarios de los análogos del GLP-1 ingieren proteínas primero, pueden dejar luego que **las sensaciones de su cuerpo** les guíen en cuanto a la ingesta de grasa y carbohidratos.

Antes pensábamos que la grasa nos hacía engordar y nos obstruía las arterias. Hoy sabemos que el azúcar y los carbohidratos tienen un efecto negativo en la salud mucho mayor que la grasa, gracias a investigaciones divulgadas por fabulosos periodistas como Gary Taubes, autor de *Contra el azúcar* y muchos otros libros sobre los beneficios de una dieta baja en carbohidratos, y médicos como el endocrinólogo Robert Lustig, que escribió *Fat Chance: Beating the Odds Against Sugar, Processed Food, Obesity, and Disease*, entre otras obras sobre el mismo tema.

Para sentirte lo mejor posible, modera el consumo de grasa, pero no porque sea «mala», sino porque necesitas averiguar cómo la tolera tu cuerpo mientras usas los análogos del GLP-1. En el caso de algunas personas, al principio del tratamiento, cualquier tipo de grasa —incluso las saludables— puede desencadenar molestias gastrointestinales. El registro de alimentos te ayudará a identificar cuáles te vienen bien. No tengas miedo de que comer grasas vaya a entorpecer el adelgazamiento. No es necesario que supervises el consumo de grasa, sobre todo si te concentras en las saludables.

GRASAS SALUDABLES

- **Productos lácteos enteros:** La mayor parte de la gente los tolera bien, y están bien para proporcionar densidad calórica al principio del tratamiento.
- **De alimentos naturales:** Céntrate en fuentes de grasa como el aceite de oliva, los frutos secos, el aguacate y los alimentos ricos en ácidos grasos omega-3.

GRASAS NO TAN SALUDABLES

- **Grasas + carbohidratos:** Deja de lado los platos de pasta con aderezos grasos, como la salsa Alfredo o las hamburguesas con patatas fritas. Esta combinación de grasa y carbohidratos es la que con mayor probabilidad te va a hacer ir al baño corriendo.
- **Alimentos procesados con aceites vegetales ricos en omega-6 inflamatorios:** El consumo frecuente de comida basura ultraprocesada alta en grasa (como las galletas, las patatas fritas y prácticamente toda la bollería industrial) causa inflamación, resistencia a la insulina y otras dolencias.

MI HISTORIA

Demasiado de lo bueno

Solo tuve diarrea una vez. En un restaurante español, compartí varios platos de marisco bañados en aceite de oliva y ajo. Aunque las raciones eran pequeñas, mi sistema no pudo con tanto aceite. Me pasé la segunda parte de la comida en el baño. No fue nada divertido.

JESSICA,
32 años, al tomar su primera dosis de Wegovy de 1,0 mg

ADVERTENCIAS SOBRE LOS CARBOHIDRATOS

La mayoría de la gente no necesita limitar por completo los carbohidratos. Una vez que das protagonismo a la proteína, puedes escuchar al cuerpo para el resto. Pero hay un par de limitaciones a esta forma de hacer.

Advertencia 1: La calidad de los carbohidratos importa

La medicación con los análogos del GLP-1 funciona mejor, con los mínimos efectos secundarios, cuando las opciones de alimentación favorecen niveles de azúcar en sangre estables. Los carbohidratos que menos afectan al azúcar en sangre son los que provienen de alimentos no procesados: verduras, frutas, hortalizas y cereales integrales. Estos carbohidratos tienen fibra, que ralentiza su conversión en azúcar en sangre.

Los carbohidratos que suben el azúcar en sangre son los ultraprocesados y refinados: azúcar, pan blanco y pasta. Cuando tienes picos de azúcar mientras te tratas con los análogos del GLP-1, el cuerpo es capaz de eliminarlo del torrente sanguíneo, pero podría hacerlo de manera excesiva y generar una hipoglucemia relativa o pseudohipoglucemia. Si ocurre esto, sentirás seguramente hambre, cansancio, náuseas o sensación de mareo. En caso de haber comido esos carbohidratos combinados con mucha grasa, el malestar será incluso mayor.

De modo que, aunque la mayoría de la gente no necesita contar o limitar los carbohidratos, siempre te sentirás mejor si te centras en consumir alimentos naturales. Y no te olvides de ingerir primero las proteínas para que los carbohidratos ocupen un segundo lugar de manera natural.

Advertencia 2: Los carbohidratos pueden afectar al adelgazamiento

Para cada persona hay una cantidad específica de carbohidratos que le sientan bien, al tiempo que le permiten disfrutar de la comida y, o bien adelgazar, o bien mantener el peso. En el caso de algunas personas, el límite está en 100 gramos en total al día; para otras, en 40 gramos; otras no pueden pasar de 20 gramos. No es que quiera animarte a que lleves un registro de los carbohidratos que ingieres, sino a que prestes atención a lo que te funciona a ti. Lo que vale para una persona puede que no sirva en absoluto para otra.

Muchos de mis pacientes, sobre todo los que han pasado a la fase de mantenimiento, encuentran útil realizar un esfuerzo más consciente para limitar los carbohidratos. La mayoría no llevan el registro de los macronutrientes que consumen, pero sí que se preocupan de controlar las porciones. Hay quien no tiene problema con las verduras, pero se da cuenta de que engorda si come más de una pieza de fruta al día. Y van haciendo ajustes hasta que dan con la cantidad que les viene bien a ellos.

Algunos toman la medida de reducir la ingesta de carbohidratos durante la fase de mantenimiento. Por ejemplo, mi paciente Benjamin siempre había comido de manera saludable, pero, a lo largo de los años, fue engordando lentamente hasta ingresar en la categoría de la obesidad. A la edad de 35 años era incapaz de adelgazar hiciera lo que hiciese. Tras un año con tratamiento con semaglutida, volvió a la zona de IMC saludable y se pasó a una dosis más baja de mantenimiento. Hoy, cada vez que su peso tiende a subir, lo contrarresta limitando la cantidad de carbohidratos a 40 gramos en total al día hasta que se vuelve a estabilizar. Eso es lo que a él le funciona.

Tengo pacientes que no adelgazan o que adelgazan muy despacio a menos que limiten conscientemente los carbohidratos. En casos de disfunción metabólica, como la diabetes tipo 2 o el SOP, comer pocos carbohidratos puede ayudar a acelerar el proceso de curación. Además, para las personas que tienen un sistema digestivo muy sensible, como quienes padecen el síndrome del intestino irritable, hinchazón o la enfermedad de Crohn, comer pocos carbohidratos puede ser la clave que les permita lograr lo que no hayan conseguido con años y años de acudir a gastroenterólogos.

Si padeces alguna de estas dolencias o llevas ya tres meses intentando adelgazar y estás pensando en rendirte, podrías probar la opción de comer muy pocos carbohidratos (menos de 20 gramos al día). En este QR encontrarás mi guía online, en inglés.

CÓMO SENTIRTE BIEN MIENTRAS TE MEDICAS CON LOS ANÁLOGOS DEL GLP-1

① Come primero las proteínas.

② No bebas demasiado líquido durante las comidas; necesitas ese espacio para la nutrición.

③ Come de manera regular; ¡no te saltes el desayuno!

④ Come con atención plena: percibe cuándo estás lleno, y deja de comer.

⑤ Vigila la ingesta de grasa y carbohidratos, los principales culpables del malestar gastrointestinal (junto con la ingesta excesiva de alimentos).

⑥ Toma un suplemento de fibra si tienes problemas para ir al baño con regularidad.

Base de la alimentación 2: Añade verdura y frutas cuando vuelva el hambre

Tienes permiso de un médico, yo, para no comerte la verdura… al principio.

A largo plazo, adelante con las ensaladas enormes y las montañas de kale, pero cuando estés empezando con los análogos del GLP-1, podrías tener que prescindir temporalmente de los platos vegetarianos y las guarniciones de verduras. La medicación ralentiza la digestión, y la fibra de las verduras la ralentiza aún más, con consecuencias como náuseas y otros efectos secundarios gástricos desagradables.

A largo plazo, las hortalizas con poco almidón volverán a ser tus principales aliadas saludables, después de la proteína, y podrás disfrutar de comer fruta. También podrás volver a ingerir mucho volumen de verduras con pocas calorías que te ayudarán a sentirte lleno.

Pero durante los seis primeros meses, escucha al cuerpo: come primero la proteína y luego añade la verdura y la fruta según vayas viendo.

¿Puedo comer toda la fruta y verdura que me apetezca?

Comer fruta y verdura sin restricción puede suponer una ingesta alta de carbohidratos. La gente joven y activa lo quemará enseguida, pero si tienes más edad o eres una persona sedentaria, incluso la fruta y la verdura pueden impedirte adelgazar, sobre todo si no tomas suficiente proteína.

Tengo una amiga y colega que siempre ha comido muy sano y no podía entender por qué no adelgazaba. Le encantaba hacer recetas al horno y llenaba el plato de montones de brécol, cebolla y maíz asados, con unas porciones pequeñas de carne. Acababa las comidas sintiéndose atiborrada, pero al cabo de una o dos horas volvía a tener hambre. Le sugerí que aumentara el consumo de proteínas y disminuyera el de hortalizas y, a pesar de que empezó a comer menos, acababa sintiendo mucha más saciedad y fue capaz de adelgazar.

Por último, la fruta es deliciosa y una fuente excelente de vitaminas y también de fibra. Pero, con la excepción de los frutos del bosque, está llena de azúcar, así que considérala como lo que es: una fuente de calidad de carbohidratos rápidos, genial para después de hacer ejercicio o como postre. Y, como postre, es mejor comerla después de las comidas, no al principio, para mantener estables la energía y el hambre.

Base de la alimentación 3: No te saltes comidas

Ayunar parte del día o el día entero se ha convertido en una medida de optimización de la salud bastante popular y respetada a nivel médico. Sin embargo, cuando se está con un tratamiento de análogos del GLP-1, saltarse comidas puede causar mucho malestar. Como estos medicamentos te bajan el nivel de azúcar en sangre, necesitas comer a intervalos regulares para darle energía al cuerpo. De lo contrario, podrías empezar a sentir cansancio y debilidad, tener dificultad para pensar y perder peso demasiado rápido.

Sin embargo, comer constantemente tampoco te servirá. Sigue las directrices que expongo a continuación para asegurarte de mantener el cuerpo y el azúcar en sangre estables.

Come en intervalos de 12 horas

Por ejemplo, si desayunas a las ocho de la mañana, come y cena dentro de las siguientes 12 horas. Si has acabado de cenar sobre las ocho de la tarde, espera doce horas antes de volver a comer. Este breve periodo de ayuno (que transcurrirá principalmente mientras duermes) le da al sistema digestivo tiempo para descansar. Con los análogos del GLP-1, el tiempo de inactividad es de lo más importante, puesto que, al principio, estos fármacos ralentizan y tensionan el sistema.

Más comidas y menos aperitivos

Con tres comidas al día, el sistema digestivo, que ahora funciona más despacio, tiene más tiempo para hacer su trabajo. De todos modos, el objetivo es sentirse saciado y con energía, así que, en este caso, sigue tu instinto. Si el hambre te está poniendo de mal humor y necesitas picar algo, adelante.

Base de la alimentación 4: Mantente hidratado

Siempre es bueno mantenerse hidratado, pero cuando estés tratándote con los análogos del GLP-1, necesitarás ser más consciente de la hidratación. La sed la regulan las mismas vías hormonales que el hambre, por lo que es posible que tu cuerpo necesite agua antes de que sientas el deseo de beber. Céntrate en consumir 2 litros diarios; no tiene que ser exclusivamente de agua pura. También sirven el café, el té e incluso alguna lata de refresco *light* de vez en cuando, aunque la mayor proporción debería ser de agua.

Seguramente verás que necesitas electrolitos. Si bebes bastante agua (y comes suficiente), pero sigues sintiéndote cansado o con sensación de mareo o tienes calambres musculares, quizá no estés ingiriendo suficiente sal u otros minerales, es decir, electrolitos. Puedes comprar electrolitos en polvo de sabores para añadírselos al agua, o simplemente tomar una vez al día un vaso de agua con una pizca de sal y una raja de limón.

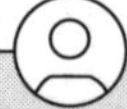

MI HISTORIA

Rescate con electrolitos

Cuando pasé a la dosis más alta de Wegovy, empecé a notar calambres en los pies y sensación de pies fríos en las 48 horas siguientes a la inyección. También cansancio. La cuestión se resolvió tomando electrolitos el día de la inyección y el día posterior.

Jessica,
32 años, al tomar su primera dosis de Wegovy de 1,0 mg

Hablando de hidratación… ¿Puedo beber alcohol?

Sí, pero has de saber que los efectos negativos que hayas experimentado antes al beber o después de beber serán peores con los análogos del GLP-1. Lo mucho peores que sean dependerá de cada persona. Podría ocurrirte que antes te encontraras fenomenal después de dos copas de vino y que ahora solo vayas a tolerar una. Así que empieza despacio y con precaución. Quizá tengas menos deseos de beber. Los mismos mecanismos que reducen el apetito por la comida durante el tratamiento con los análogos del GLP-1 parecen también reducir las ganas de beber alcohol. Si decides beber, ten en cuenta que las bebidas bajas en azúcar, como los vinos secos o el vodka mezclado con bebidas sin azúcar, te ayudarán a protegerte de estos efectos secundarios.

CELEBRACIONES Y COMIDAS FUERA DEL PLAN

Incluso al inicio del proceso con los análogos del GLP-1, no todas las comidas serán un reflejo perfecto de las bases de la alimentación que estoy exponiendo. Habrá comidas especiales, dulces navideños o días en que decidas que vas a comer patatas fritas.

No considero que se trate de «hacer trampas». Comer más allá de las necesidades nutricionales por placer es lo que hacemos a veces los humanos, sobre todo cuando nos reunimos para celebrar algo. ¡La vida está para vivirla!

Sin embargo, durante los primeros seis meses, los análogos del GLP-1 no te van a dejar recrearte mucho culinariamente. Si asistes a estas comidas con una actitud totalmente despreocupada, hay muchas probabilidades de que sufras las consecuencias. Así que abandona la mentalidad antigua de las dietas que te decía: «Si te sales del régimen, dalo ya todo por perdido y no te cortes».

Cuando comas fuera del plan, introduce solo un elemento en cada ocasión. La primera vez que vayas a alguna celebración durante el tratamiento, en lugar de lanzarte tanto con el cóctel como con los aperitivos fritos, el entrante lleno de carbohidratos y el postre, **elige solo uno**. No se trata de limitar las calorías, sino de experimentar para ver qué es lo que puede manejar tu sistema digestivo, que irá cambiando a lo largo del tratamiento.

También importa lo que comas antes y después de esa comida fuera del plan. No quieras ahorrar calorías y llegar a ella muerto de hambre, porque acabarás comiendo demasiado y demasiado rápido y te pondrás malo, o incluso podría no haber nada que te apetezca realmente en el menú. Si te pasas toda la comida con malestar o hambriento, no vas a disfrutar, así que planifica con antelación.

Cuando sepas que vas a comer fuera del plan, optimiza la siguiente comida. (¡Para eso está la planificación semanal!). Por ejemplo, si la celebración es una cena, hornea con antelación unos bocaditos de huevo y queso, de manera que los tengas listos para desayunar a la mañana siguiente. O, si vas a un restaurante a la hora de comer, ten preparado en casa caldo de huesos, fácil de digerir, por si no tienes hambre suficiente a la hora de cenar.

Una advertencia sobre comer de manera intuitiva

Muchos profesionales promueven que se coma de manera intuitiva para curarse del mal de las dietas. Por ejemplo, animan a satisfacer los antojos cuando se tengan, con la idea de que, si no se prohíben ciertos alimentos, dejarán de obsesionarnos al cabo de un tiempo. Estos principios han ayudado a mucha gente a recuperar el bienestar. Sin embargo, durante el tratamiento con los análogos del GLP-1, esta mentalidad puede ser contraproducente. ¿Qué pasa si tienes antojo de dulce, lo satisfaces y luego no te cabe nada más en el estómago, pero no has comido suficientes nutrientes? ¿Y si no tienes apetito en absoluto? También puede haber ocasiones en que no resulte intuitivo ingerir proteínas, a pesar de lo cual necesitamos hacerlo.

Durante los primeros meses de tratamiento, hay que cuidar mucho lo que se come para asegurarse de obtener energía y nutrientes suficientes. Podrías comer un puñado de patatas fritas y sentirte saciado, como he visto hacer a algunos *influencers* de TikTok, pero no sería una práctica saludable y estarías abocándote a sufrir un trastorno alimentario.

De todas formas, las personas que estén en tratamiento con los análogos del GLP-1 pueden aplicar tres principios para comer de manera intuitiva:

1. **Vigila el hambre mientras comes.** Con cada bocado, presta mucha atención a cómo te sientes para que puedas parar cuando te notes saciado. Muchos de los peores efectos secundarios que padece la gente que está en tratamiento con los análogos del GLP-1 tienen que ver con comer en exceso. Como han perdido la expectativa de sentir saciedad, ya no se fijan en las señales. Por tanto, el consejo es que comas despacio para que puedas «oír» a la saciedad y respondas dejando de comer. Si la comida es deliciosa, no la desperdicies, ¡guárdala para después!

2. **Vigila cómo te sientes en las siguientes horas después de comer.** Es muy posible que, en los primeros meses del tratamiento, no te sienten bien algunos alimentos que antes sí tolerabas, incluso aunque sean saludables. Cada persona responde de manera diferente a la medicación. Una de mis pacientes, tras dos meses con la dosis completa de Wegovy, empezó a vomitar varias veces a la semana, lo que constituía

una reacción extrema bastante inusual. Ella estaba convencida de que era «alérgica a los análogos del GLP-1», hasta que hicimos el repaso de su registro de alimentos. Se dio cuenta de que vomitaba a las pocas horas de haber tomado la famosa ensalada de kale de Jennifer Aniston, lo que ocurría varias veces a la semana, porque a ella le encantaba ese plato. Su sistema no podía tolerar el kale crudo. En cuanto dejó de tomarlo, volvió a encontrarse bien. Aquí es cuando el registro de alimentos puede serte de gran utilidad durante los primeros meses, pues te permite detectar fácilmente patrones repetitivos y cambiar aquello que sea necesario.

3. **Cuando empieces a incorporar en tu vida las bases de la alimentación de mi método, sé flexible.** La vida nos obliga a tomar muchas decisiones difíciles a diario, y a veces la comida es la menos importante de todas ellas. Mantén la perspectiva y olvídate de intentar ser perfecto a todas horas. Las bases de mi método te dan una dirección hacia la que moverte. No trates de cambiar de golpe todas tus costumbres a la hora de comer. Por ejemplo, puedes empezar rediseñando el desayuno. Luego, cuando ya te hayas acostumbrado a la nueva manera de hacerlo, pasa al siguiente cambio. Con el tiempo, a medida que el tratamiento vaya modificando tu biología, los cambios de conducta empezarán a ocurrir de manera natural.

Tu biología se adaptará con el tiempo

La forma en la que comas cuando lleves cinco semanas de tratamiento no será como cuando lleves cinco meses o cinco años. Con el tiempo, tu cuerpo se adaptará. Recuperarás la sensación saludable de hambre y podrás comer una variedad de alimentos más amplia sin los efectos secundarios negativos. También mejorará tu estado subyacente de salud y trasladarás el enfoque de adelgazar a mantener el peso, lo que ampliará tus opciones.

Las bases de la alimentación de mi programa son justo eso: una base saludable de la que partir para adaptarse a tu biología y estilo de vida concretos. Son también un lugar seguro al que volver si tanto los análisis como la báscula empiezan a moverse en la dirección errónea. En el primer año del proceso, tendrás que permanecer vigilante. No entres en pánico si al principio la dieta te parece muy limitada. En cuanto pases a una dosis estable, tras la fase de ajuste inicial, se irá ampliando mes a mes qué y cuánto puedes tolerar. Cambiar de dosis también te ayudará a encontrar el equilibrio adecuado entre comer para tener energía, comer por placer y comer para adelgazar. El objetivo principal del proceso es mejorar tu calidad de vida, ahora y en el futuro, y disfrutar de la comida es una parte importante de la ecuación.

7

Las bases mentales

Los análogos del GLP-1 son medicamentos muy potentes, pero ¿sabes qué es incluso más poderoso y complejo? El cerebro humano. Tu cerebro. Si toman el control los pensamientos negativos, podrías incurrir en conductas que malogren los procesos físicos que te habían preparado por fin para adelgazar de manera saludable. Podrías autosabotearte comiendo en exceso o tomando alimentos que sabes que harán fracasar tus esfuerzos. Podrías retrasar el tratamiento, saltarte dosis, no asistir a las citas médicas o abandonar la medicación por completo.

La primera oleada de pensamientos negativos suele surgir en un momento que he denominado **pánico de los 5 kilos**. Al adelgazar esta cantidad, muchos de mis pacientes, tanto hombres como mujeres, comienzan a autosabotearse, abrumados con un ruido mental como el siguiente:

> «Ahora es cuando siempre empieza a ir todo mal, cuando empiezo a desconcentrarme y a estancarme».
>
> «Ha sido demasiado fácil. Seguro que el medicamento deja de funcionar y vuelvo a fracasar».
>
> «¿Por qué estoy haciendo esto cuando sé que voy a volver a engordar?».
>
> «¿Y si a mitad de camino dejo de tener acceso a la medicación? ¿Qué hago entonces?».

La bandera roja que anuncia que hemos entrado en la fase del pánico de los 5 kilos suele ser un abandono repentino de los hábitos básicos del programa. Los pacientes dejan de pesarse con regularidad y también descuidan el registro de alimentos o la planificación semanal de comidas, o abandonan por completo estos hábitos. Si empiezas a hacer alguna de estas cosas después de haber perdido 5 kilos, o más adelante, lo mejor es que te pares un momento y te preguntes: ¿qué me está pasando en la mente?

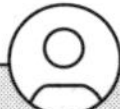

MI HISTORIA

El pánico de los 5 kilos

Hubo una semana en la que no planifiqué las comidas y me costó bastante decidir qué comer. Fue como volver a mi antigua mentalidad de dieta, cuando pensaba que si alguna vez metía la pata, estaba ya todo perdido. Así que acabé saltándome la hora de comer, un mal hábito que había tenido antes. Traté de recordarme que el medicamento estaba ahí para ayudar y que necesitaba comer con normalidad y no obsesionarme. No quiero volver a estar siempre estresándome con la comida.

Steph,
51 años, se curó del dolor de articulaciones
y la resistencia a la insulina

El pánico de los 5 kilos es real y también razonable. Es consecuencia directa de las experiencias que se han tenido en el pasado con los regímenes de adelgazamiento. Los 5 kilos constituyen un punto de inflexión y el fin de muchos intentos de perder peso. Y, en estos casos, como ya sabemos, recuperar todos los kilos perdidos es la regla, no la excepción. Lo que les recuerdo a mis pacientes es que se han embarcado en un proceso nuevo, con respaldo médico, y que los 5 kilos son solo el principio. Es demasiado pronto para adelantarse a lo que va a ocurrir en los siguientes meses o años.

Existe una segunda razón muy poderosa para que empiecen a aflorar estos pensamientos negativos justo en el momento en que estás viendo que la cosa funciona. Y es que se trata también del momento en que los demás empiezan a notarlo. Los amigos y la familia te felicitan o te expresan sus preocupaciones bienintencionadas. Si les cuentas que has iniciado un tratamiento con los análogos del GLP-1, tendrán sin duda muchas preguntas y opiniones al respecto.

La tarea de gestionar las fluctuaciones mentales no acaba con el pánico de los 5 kilos. Es el reto más grande que se nos plantea cuando nos proponemos adelgazar y, en el caso de muchas personas, dura toda la vida. Afortunadamente, igual que la medicina de la obesidad ofrece herramientas para gestionar los retos físicos, la ciencia de la terapia cognitivo-conductual ha desarrollado técnicas efectivas que nos pueden ayudar a gestionar estos altibajos mentales. Voy a exponer algunas en este capítulo, junto con otras estrategias que mis pacientes han encontrado muy útiles para actuar ante ciertas situaciones y las personas que las propician.

Cómo se pasa de los pensamientos a la acción

Bianca, una paciente de 24 años, no experimentó el pánico de los 5 kilos y transitó por su fase de adelgazamiento con muy buen ánimo. Acudió a mí porque su ginecóloga sabía que yo había tenido éxito ayudando a pacientes con SOP, dolencia que había empezado a afectar a la vida feliz y emocionante de Bianca en Nueva York, donde trabajaba en el mundo de las finanzas. Además de SOP, Bianca tenía un grado significativo de resistencia a la insulina y 18 kilos de sobrepeso (y, a pesar de ser tan joven, sufría dolor en las articulaciones por inflamación). Comencé recetándole Wegovy y una dieta baja en carbohidratos. A los siete meses había perdido el peso que le sobraba y superado el SOP y la resistencia a la insulina. También le había desaparecido el dolor de las articulaciones. Redujimos entonces la dosis para que dejara de adelgazar y pasamos a la fase de mantenimiento.

El pánico de Bianca comenzó al final de la fase de adelgazamiento, cuando repentinamente empezó a dudar de todos los cambios que había aplicado. Le preocupaba que lo que estaba haciendo fuera extremo o nocivo para la salud, a pesar de que se sentía genial y estaba tomando tres comidas al día y picando entre medias. Los análisis de sangre y el IMC de 23 indicaban que su salud era óptima. Le pedí que anotara en un diario sus pensamientos negativos durante toda una semana para ver si podía localizar el desencadenante emocional, o lo que los terapeutas cognitivo-conductuales llaman «el hecho».

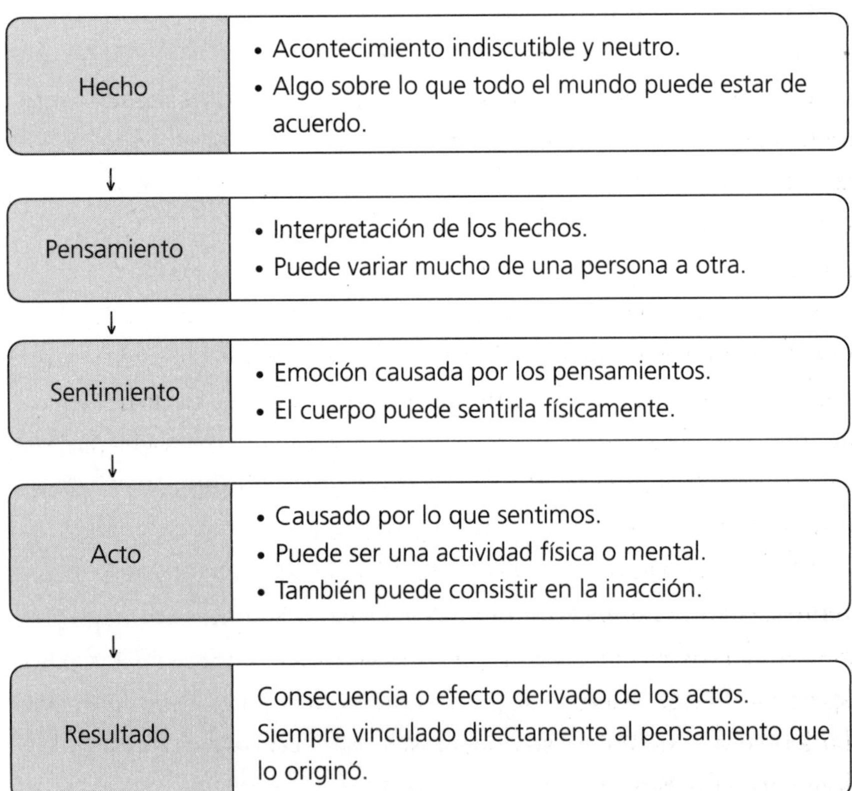

Algún hecho o acontecimiento (una experiencia de su vida) había llevado a Bianca a…

Un pensamiento: Su nuevo estilo de vida era un error.

Una emoción o sentimiento: Sentía ansiedad, una opresión en el pecho, incertidumbre.

Un acto: Había dejado de pesarse y comía entre horas cosas que normalmente habría evitado.

Un resultado o consecuencia: La posibilidad de dar al traste con el duro trabajo que la había llevado a sentirse física y mentalmente mejor que nunca.

Bianca pronto se dio cuenta de que el «hecho» desencadenante era la reacción de su familia a los cambios en su estilo de vida. Bianca es hispana y las comidas familiares giran en torno al arroz y las tortillas de harina de trigo, dos alimentos que había eliminado en gran medida de su dieta porque, cuando comía muchos carbohidratos, le dolían las articulaciones. Cuando su familia notó que ya no estaba comiendo arroz, al principio sintieron curiosidad y luego se mostraron críticos. En particular, su padre no dejaba de hacer comentarios sobre su nuevo peso. «Te estás quedando muy chupada», le decía constantemente. Bianca volvía a casa desanimada y sintiéndose rechazada por sus seres más queridos.

El primer paso para gestionar los altibajos mentales es **ser consciente** de lo que está ocurriendo. Los desencadenantes emocionales que pueden hacernos caer en picado no son siempre lo que podría esperarse. Tengo pacientes que me dicen que están deseando que alguien se dé cuenta de sus progresos en el control del peso y los elogie por ello. Sin embargo, cuando por fin ocurre, les genera inseguridad y los empuja a una espiral de pensamientos negativos. Y he puesto solo un ejemplo. Los desencadenantes varían con cada persona.

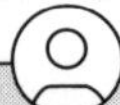

MI HISTORIA

Desencadenantes

Un día, cuando llevaba un año de proceso de adelgazamiento, una colega de la sala de enfermería me llamó la «increíble mujer menguante». Creo que lo dijo en plan elogio, pero que me llamara aquello en el trabajo me incomodó muchísimo y me llevó de repente a cuestionar todo lo que había hecho.

Betsy,
perdió 57 kilos

No hay que juzgarse a uno mismo por los sentimientos que se tienen. No sirve de nada. Debes darte permiso para tenerlos, sean cuales sean. La meta, sin embargo, es detener la reacción en cadena que va de un pensamiento a un sentimiento, de este a un acto, y de este a una reacción o resultado negativo. Eso sí que no nos sirve. Para ello, necesitas averiguar el origen de esas emociones o sentimientos y los actos a los que dan lugar.

Es el camino para gestionar los desencadenantes emocionales y pensar con intención.

En el caso de Bianca, primero tenía que establecer algunos límites con su familia. Le pidió a su padre que no hablara de su peso. Y, como temía más críticas, decidió no decirle a su familia que estaba en tratamiento con los análogos del GLP-1.

Tus tratamientos médicos son asunto tuyo.
Piensa bien a quién le hablas de tu tratamiento con los análogos del GLP-1.

Dos pasos para reconducir tus pensamientos negativos

Primero anota los pensamientos negativos cuando los tengas. (Puedes descargarte una ficha, en inglés, con el QR e ir rellenándola). Hazlo durante una semana. Te recomiendo que te plantees las siguientes preguntas, inspiradas en la terapia cognitivo-conductual:

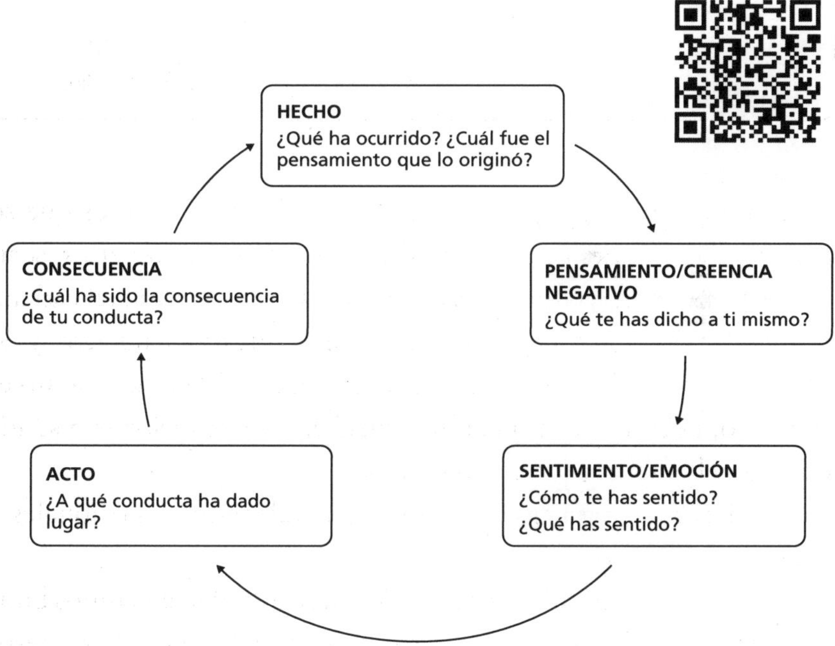

Ahora **reconduce los pensamientos negativos**. Para ello, necesitas desarrollar nuevos discursos mentales, más saludables, con los que reemplazar los anteriores. Para facilitar este proceso, he seleccionado los pensamientos negativos más comunes que les han surgido a algunos pacientes míos durante su proceso de adelgazamiento, según me los han contado. Los verás a continuación, junto con algunos posibles discursos mentales alternativos. ¡Ayúdate de ellos para generar los tuyos propios!

LOS CUATRO DESENCADENANTES PRINCIPALES DE PENSAMIENTOS NEGATIVOS

He aquí lo que me han contado mis pacientes de las principales situaciones que les generaban pensamientos negativos, y los nuevos discursos mentales con los que lograron reemplazarlos.

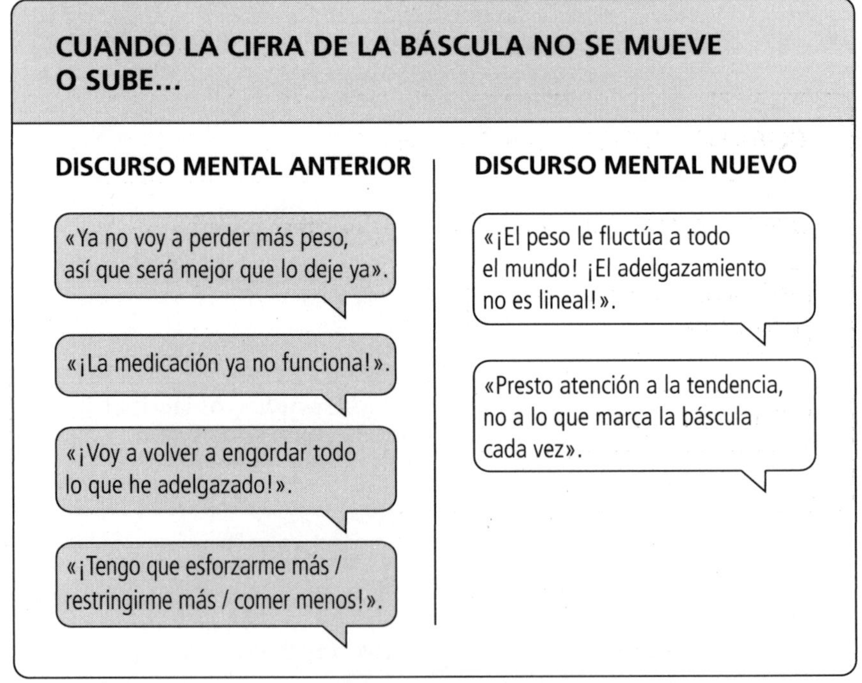

CUANDO BAJA LA MOTIVACIÓN...

DISCURSO MENTAL ANTERIOR

«Esto tarda demasiado a pesar de lo mucho que me estoy esforzando. No vale la pena».

«Ya me he cansado de preocuparme por mi salud. ¡Voy a vivir el presente y ya está!».

DISCURSO MENTAL NUEVO

«Llevo un tiempo esforzándome mucho, así que necesito tomarme un descanso o gratificarme con algo. Además de la comida, ¿qué otra cosa podría utilizar?».

«Gracias a los cambios que he aplicado, hoy me siento mejor y he experimentado estos beneficios: ...».

CUANDO SUFRES PRESIÓN SOCIAL...

DISCURSO MENTAL ANTERIOR

«Mi familia y mis amigos me menosprecian».

«Ya no soy una persona divertida».

DISCURSO MENTAL NUEVO

«Soy buena compañía coma lo que coma».

CUANDO CAMBIA TU COTIDIANEIDAD O ESTÁS DE VACACIONES...

DISCURSO MENTAL ANTERIOR	DISCURSO MENTAL NUEVO
«No pasa nada por dejar unos días/semanas los hábitos básicos/ las bases de la alimentación. Ya los retomaré».	«No me voy a abrumar, voy a ir paso a paso».
«¡Ya puedo comer todo lo que quiera!».	«Cuando hay inestabilidad o cambios constantes, los hábitos y las bases son más importantes que nunca».

Además, existe un segundo grupo de pensamientos que son específicos del uso de los análogos del GLP-1. Suelen aflorar por comentarios de amigos o por titulares que leemos en los medios de comunicación. He aquí los cuatro principales, junto con frases que puedes usar para responder tanto si se trata de tus propios pensamientos como de las preguntas de otras personas que «se preocupan».

¿De verdad quieres medicarte de por vida?

«¿Le dirías eso a una persona que está tomando pastillas para la tensión arterial? La obesidad es una enfermedad y agradezco mucho que exista por fin un medicamento eficaz para tratarla, y que además está demostrando que beneficia a mi salud en muchos otros sentidos».

Estos medicamentos son tan nuevos... ¿Cómo sabes que no son malos?

«Llevan veinte años usándose y tienen un historial muy sólido. Las "historias de terror" que se cuentan son en realidad casos extremadamente raros».

¿Por qué no te limitas a comer sano y hacer ejercicio?
«Porque, a diferencia de lo que ocurre con los análogos del GLP-1, las evidencias indican que comer sano y hacer ejercicio no conducen a perder peso y mantenerlo a largo plazo».

¿Y si simplemente aprendes a aceptar tu cuerpo tal y como es?
«Esto no va de la talla que uso, sino de salud y bienestar».

Optimiza el procesamiento de emociones

Las emociones y los pensamientos negativos son estresantes. Por eso tanta gente escapa de ellos acudiendo a la comida o al alcohol. Tú no puedes volver a hacer eso más. Si quieres reconducir los patrones de pensamiento antiguos y que no te ayudan para nada, y descubrir la raíz de las emociones negativas, tienes que estar dispuesto a dedicar tiempo a esas emociones y pensamientos incómodos.

La ciencia también nos proporciona herramientas para superar este reto. Ya desde 1924, los neurólogos pueden medir las ondas cerebrales, y han averiguado que las neuronas se mueven en frecuencias distintas en función de lo que estemos haciendo. Existe una velocidad óptima para cambiar patrones de pensamiento antiguos y generar nuevos, y lo que es aún mejor: con la actividad adecuada podemos modular las ondas cerebrales para acceder a ese estado. Las máquinas de neurorretroalimentación pueden ayudar literalmente a la gente a «reentrenar el cerebro». Por ejemplo, si simplemente cierras los ojos e imaginas algo sereno, en menos de medio minuto se te ralentizan las ondas cerebrales.[1]

Las ondas cerebrales se mueven a cinco velocidades específicas, pero las dos que son óptimas para incorporar nuevas creencias y patrones de pensamiento son las alfa y las theta. Las actividades como el yoga o la meditación profunda pueden inducir ondas **theta** en estado de vigilia. El cerebro produce ondas **alfa** cuando realiza actividades repetitivas que operan principalmente a través de la memoria muscular: las que puedes realizar sin prácticamente pensar, como andar, ducharte, pintar, cuidar el jardín, bordar, lavar los platos o meditar.

ACTIVIDADES PARA RELAJARTE

Elabora tu propia lista de actividades fáciles para relajarte al final del día y los fines de semana. Pégala en el frigorífico o en algún lugar práctico. Cada persona tendrá su propia lista, pero aquí ofrezco algunas ideas.

- Estiramientos o ejercicio.
- Escuchar música.
- Leer.
- Autocuidado (cuidados de la piel, darse un baño).
- Ducharse.
- Bailar.
- Dedicarse a aficiones o manualidades (punto, bordado, jardinería, talla de madera, etc.).

El problema es que, en nuestra ajetreada vida moderna, hemos delegado muchas de esas tareas en otras personas o las hemos limitado o abandonado. Mientras adelgazas, es importante encontrar una actividad con la que disfrutes y que genere esas ondas alfa y theta, y que te programes para realizarla a diario o al menos una vez por semana. Así te darás un espacio para procesar las emociones, reprogramar las creencias y los pensamientos negativos y, quizá lo más importante, relajarte.

Para que se les ocurran ideas, suelo pedir a mis pacientes que recuerden lo que les gustaba de pequeños. También suelo preguntarles qué hacían sus abuelos para relajarse al final del día. Luego les hago escribir una lista breve de opciones específicas para que, cuando les entren las ganas de picar o se sientan ansiosos, puedan recurrir a ella sin tener que pensar.

Todo esto es crucial para gestionar los altibajos mentales. Al tiempo que adelgazas, estarás haciendo también cambios profundos en la manera en que afrontas la ansiedad y los obstáculos que te pone delante la vida.

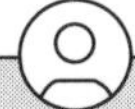

HISTORIA DE UN PACIENTE

El Lego de Fred

Durante una consulta, Fred mencionó que por la noche le costaba no recurrir a comer para relajarse. Su vida es estresante; trabaja a tiempo completo y vive con su madre, que sufre demencia. Después de hacer la cena, dársela a su madre, acostarla y lavar los platos, lo único que le apetecía era ponerse a picar algo delante de la televisión. Le sugerí que necesitaba adoptar nuevas aficiones para mantenerse ocupado y relajarse. Entonces le pregunté qué le gustaba hacer de pequeño y se le iluminaron los ojos: le chiflaba el Lego, y hacía poco había visto uno que le había encantado. Había pensado en comprarlo, pero luego le había parecido que era una tontería, algo infantil. Lo animé a que lo probara como técnica de relajación, y ahora, en lugar de ponerse a comer, se pone con el Lego.

UNA ÚLTIMA REGLA PARA GESTIONAR LOS ALTIBAJOS MENTALES

Sé siempre amable contigo mismo. Rara vez un paciente dice cosas como esta cuando viene a la consulta: «Qué bien lo estoy haciendo. Me enorgullezco de mí mismo». Por el contrario, siempre me están diciendo que podrían haberse esforzado más o hacerlo mejor o hacer más.

Recuerda que este proceso no es una dieta. Durará el resto de tu vida y los tropezones son tan parte del camino como las victorias. Sé consciente de ellos y luego pasa a la siguiente celebración.

TERCERA PARTE

La vida con los análogos del GLP-1

8

Guía completa para sentirte bien mientras adelgazas con los análogos del GLP-1

Ya tienes la receta. ¿Y ahora qué?

Para tener éxito con los análogos del GLP-1 necesitas muchos más conocimientos aparte de saber cómo inyectarte la medicación, que suele ser el apoyo que recibirás principalmente en una clínica de medicina estética, de un servicio online e incluso por parte de un médico de cabecera.

A continuación verás una guía donde aparece dividido en varias fases el primer año, con toda la información y los consejos que necesitarás para sentirte bien en cada paso, desde la primera dosis hasta la celebración de tus logros.

Fase preparatoria: Las siete cosas más importantes que debes hacer ANTES de empezar a inyectarte

1. **Registra el punto de partida.** Este aspecto tiene dos partes. En primer lugar, **pésate** y anótalo. En segundo lugar, necesitas un **análisis de sangre completo** (pídeselo al médico o utiliza un kit para hacerlo en casa) para tener una instantánea de tu salud metabólica antes de empezar. Al nivel más básico, debería incluir la glucosa en sangre (tanto los niveles de HbA1c

como los de azúcar en sangre en ayunas), colesterol y triglicéridos. También me gusta incluir la hormona estimulante de la tiroides, las enzimas del hígado, la función renal, la insulina en ayunas (para ayudar a identificar la resistencia a la insulina), la vitamina D, las vitaminas del grupo B, un hemograma y el hierro. Por último, también es aconsejable anotar una medición de la tensión arterial y de la frecuencia cardiaca de partida, sobre todo si estás tomando medicación para la tensión.

2. **Ten bajo control las molestias gastrointestinales.** No empieces el tratamiento con los análogos del GLP-1 si ya tienes problemas de reflujo, estreñimiento, diarrea o cálculos biliares. Resuélvelos primero acudiendo a un médico o realizando cambios en la dieta (¡lo ideal es que hagas las dos cosas!). Es un momento perfecto para empezar a tomar **suplementos diarios de fibra**, como el de psilio, que darán consistencia a las heces y te ayudarán a ir al baño con regularidad cuando estés ingiriendo menos cantidad de comida. Los productos que se encuentran en el mercado varían mucho en cuanto a sabor, así que busca el que mejor le vaya a tu paladar.

3. **Hidratación, hidratación e hidratación.** La deshidratación, con el consiguiente desequilibrio de los electrolitos, es una de las razones más comunes por las que se experimenta fatiga los primeros meses del tratamiento. Como los análogos del GLP-1 afectan a las señales de la sed, es fácil olvidarse de beber, así que **empieza ya a desarrollar el hábito de tomar 2 litros diarios**. Hazte con una botella de agua que te sirva de recordatorio visual.

4. **Empieza a trabajar con los hábitos básicos de mi programa.** Pesarte a diario; registro de alimentos/emociones/hambre;

planificación semanal de comidas. Cuando vayas a comprar para tu primera planificación semanal, ve a la farmacia a hacerte con algunos de los **medicamentos que puedes conseguir sin receta** para tratar los efectos secundarios más comunes de los análogos del GLP-1 (consulta las recomendaciones de las páginas 160-161 para crear el kit de primeros auxilios).

5. **Empieza a trabajar en las bases de la alimentación.** Ajusta tu programa de comidas para hacer tres al día y ten en casa **opciones que te resulten sabrosas y te aporten entre 20 y 40 gramos de proteína** en cada comida. Si la pechuga de pollo fría no te emocionaba antes de empezar a usar los análogos del GLP-1, tampoco lo hará ahora. Tienes que pensar tanto en el contenido proteínico como en la palatabilidad: ¿qué alimentos te harán disfrutar comiendo y a la vez te ayudarán a estar bien?

6. **Reconfigura tus pensamientos.** En el capítulo de las bases mentales, hablamos de los discursos cognitivos nuevos con los que necesitas sustituir los antiguos. Sin embargo, quizá sea excesivo embarcarte en esa tarea en una fase tan inicial del proceso. Sí que puedes dedicar un tiempo a hacer balance de tu historial con el peso y las dietas. Da espacio a esas emociones, pero ten en cuenta que ahora vas a emprender una experiencia completamente distinta con el potencial de lograr un resultado muy diferente. **Confía en la ciencia y deja que los medicamentos hagan su trabajo.**

7. **Para las mujeres que menstrúan: blinda tu sistema anticonceptivo.** Aunque no existen estudios, parece que sí que pueden darse embarazos por sorpresa durante el tratamiento con los análogos del GLP-1. Hay muchas razones posibles,

como un efecto positivo general en la fertilidad o la potencial alteración en la regularidad que requiere la píldora anticonceptiva (a causa de las molestias gastrointestinales que se puedan sufrir). Si no quieres quedarte embarazada bajo ningún concepto, **cámbiate a un método que no sea posible interrumpir**, como el DIU, o **plantéate el uso de dos métodos anticonceptivos a la vez**.

LISTA DE LA COMPRA: KIT DE PRIMEROS AUXILIOS DURANTE EL TRATAMIENTO CON LOS ANÁLOGOS DEL GLP-1

He aquí remedios fiables para tratar los síntomas a medida que vayas ajustando la dosis de la medicación. Tenlos a mano en casa para aliviar los efectos secundarios recurrentes que puedas padecer, pero llévatelos también en el bolso o la mochila. Consulta en el prospecto o pregúntale a tu médico cuál es la dosis apropiada.

Fibra psilio	Para ir al baño con regularidad.
Electrolitos en polvo o en bebidas sin azúcar	Para la fatiga, los mareos y los calambres musculares que pueden sufrirse por deshidratación.
Bebidas de proteínas (o proteínas en polvo)	Aportan rápidamente nutrientes de calidad en los momentos en que no sientes hambre. Se trata de productos sabrosos que se pueden mezclar con agua, leche o alternativas a los productos lácteos, en función de lo que mejor tolere el estómago.
Pastillas de simeticona (como Gas-X)	Por si tienes gases.
Antiácidos (como Alka-Seltzer o Tums)	Para el reflujo y las molestias estomacales.

Caldo de huesos (no de carne)	Contiene electrolitos, colágeno y grasa; sirve para nutrirte un poco cuando no te entra la comida porque tienes náuseas.
Leche de magnesia	Para el estreñimiento ocasional.
Glicinato de magnesio	Para prevenir el estreñimiento diariamente.
Polietilenglicol (como MiraLAX)	Para el estreñimiento ocasional.
Loperamida (como Imodium)	Para la diarrea ocasional.
Famotidina (como Pepcid)	Para el alivio de acción rápida del reflujo gastroesofágico; se recomienda un uso ocasional.
Vitamina B6	Para prevenir y tratar las náuseas.
Cápsulas de enzimas de papaya	Para los eructos con olor a azufre (esta recomendación está menos fundamentada científicamente, pero sé por mis pacientes que ayuda).

En este QR encontrarás una lista imprimible, en inglés, que te puedes descargar. ⟶

QUÉ DEBES SABER ANTES DE INYECTARTE LA MEDICACIÓN

Lo más probable es que sufras efectos secundarios, incluido el cansancio, durante las primeras 48-72 horas tras la inyección.

Muchos pacientes prefieren inyectarse los jueves o los viernes, pues así pueden aprovechar el fin de semana para afrontar los efectos secundarios. Y, en fases posteriores del proceso, también prefieren que la mayor eficacia de la dosis tenga lugar durante el fin de semana, cuando es más probable que les apetezca salirse de la planificación de alimentos.

Inyéctate en cualquier momento del día, pero pon mucha atención en hidratarte y obtener suficientes proteínas ese día y también el siguiente.

Casos anecdóticos aparte, lo normal es que no importe si el pinchazo es en el estómago, el muslo o el brazo. Metabolizarás el fármaco igual en cualquiera de los tres casos. Elige el lugar que a ti te resulte más fácil.

¡No duele! Vas a pincharte en la grasa subcutánea, no en el músculo, y con una aguja muy fina. En alguna ocasión podrías sentir un dolor sutil y transitorio, pero nadie me ha contado que haya tenido que dejar de pincharse por problemas con la aguja, incluso en el caso de los pacientes que nunca se han llevado bien con las inyecciones.

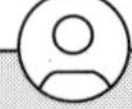

MI HISTORIA

Superación del miedo a los pinchazos

Al principio no se lo dije a la doctora Sowa, pero siempre le he tenido mucho miedo a las agujas. Le pedí a mi pareja que me pusiera las primeras inyecciones por los nervios que me entraban, pero cuando comprobé lo fácil que era, empecé a ponérmelas yo mismo.

Justin,
40 años, perdió 9 kilos con Zepbound
en los primeros dos meses

Consulta las instrucciones o a tu médico para obtener más detalles de cómo utilizar la pluma inyectora o la jeringuilla.

Fase 1: El periodo de ajuste

No se empieza el tratamiento con la dosis terapéutica completa porque no les sentaría nada bien a los pacientes. Se va aumentando poco a poco cada mes. Por ejemplo, Wegovy tiene una dosificación de cinco pasos y Zepbound, de seis. La razón es que, como el cuerpo tolera mejor los agonistas duales de Zepbound, las dosis de este fármaco pueden ser mayores. A diferencia de Wegovy, Zepbound no tiene una dosis terapéutica establecida; se empieza con 2,5 mg y se aumenta hasta llegar a la dosis que mejor funcione (la máxima es de 15 mg). Muchos médicos actúan igual con Wegovy, pero, según mi experiencia, la mayoría de la gente adelgaza mejor con la dosis máxima de 2,4 mg.

Algunas personas podrían necesitar que el ajuste fuese más lento; otras puede que nunca necesiten la dosis completa. Estas decisiones están basadas en que queremos que el fármaco sea eficaz. En mi caso, el objetivo que tengo en mente para valorar esa eficacia es que los pacientes hayan perdido el 10 % del peso corporal en un plazo de 4 meses.

Prácticamente todo el mundo puede tolerar los efectos secundarios

La parte más difícil de todo el proceso es la de ir ajustando la dosis. Para la mayoría de los pacientes, este periodo es completamente manejable si se adhieren a un programa práctico de autocuidado.

Jessie, de 32 años, ya había probado el tratamiento cuando vino a mi consulta. Esa primera vez lo había abandonado porque en las semanas iniciales había sufrido mucho dolor de estómago y una diarrea terrible. Según su médico, era porque comía demasiado. Esta recomendación tan poco específica llenó a Jessie de vergüenza, pánico e impotencia.

Cuando acudió a mi consulta y me contó su historia, la convencí para que le diera una segunda oportunidad a la medicación, con una preparación cuidadosa. Repasamos su escala del hambre y aprendió a prestar mucha atención a cómo se sentía mientras comía. También creamos un protocolo diario de suplemento de fibra y un probiótico. Como Jessie viaja con frecuencia por trabajo, se preparó una bolsita con todo lo necesario para tratar los efectos secundarios, de modo que estuviera preparada para cualquier cosa.

Cuando empezó con Zepbound, volvió a tener diarrea después de las primeras dosis. Sin embargo, esta vez no entró en pánico. Consultó su registro de comidas y vio que sus peores malestares gastrointestinales se producían siempre después de comer mucho carbohidrato. Mientras ajustábamos la dosis, evitó los fritos y los carbohidratos procesados. Estos cambios, junto con la toma sistemática de fibra por la mañana, pusieron la diarrea enteramente bajo control. Ahora Jessie se inyecta la dosis completa de Zepbound, se siente fenomenal y está en camino de conseguir un peso saludable.

Si Jessie, cuyos efectos secundarios eran de los más extremos que he visto, fue capaz de controlarlos, tengo el convencimiento de puede hacerlo prácticamente todo el mundo.

Cada experiencia es distinta

Si tú solo experimentas efectos secundarios leves durante el ajuste de la dosis, sí, ¡el fármaco está funcionando! Te encontrarás entre el grupo afortunado de personas que toleran muy bien los análogos del GLP-1.

Si experimentas efectos secundarios de moderados a extremos, sí, ¡el fármaco también está funcionando! No es señal de que seas «alérgico» a la medicación o de que sea incompatible con tu cuerpo. Los efectos secundarios, a veces incluso también los muy agudos, son normales, y averiguarás cómo manejarlos. Y una vez que superes el periodo de ajuste de la dosis, es muy probable que desaparezcan por completo.

Lista de comprobación para la nueva dosis

La primera semana de la nueva dosis siempre es la más difícil. Lo mejor que puedes hacer para intentar manejar bien los síntomas es dedicar un tiempo a planificar antes de inyectarte.

Piensa en ello como en una rutina de autocuidado. En los días previos a una dosis superior, siéntate con un té, un calendario y el registro de alimentos, y repasa todos los puntos de la siguiente lista:

Examina bien tu agenda. ¿Qué tienes previsto hacer la semana siguiente? Adelántate a las posibles complicaciones organizándote o cambiando la agenda. Si te ayuda a evitar problemas, no pasa nada por inyectarte un día antes o un par de días más tarde; por ejemplo, quizá no quieras que te coincida la nueva dosis con el día más ajetreado o estresante de la semana.

Revisa el registro de alimentos y emociones. Dedica tiempo a examinar bien tu registro. Si te das cuenta de que has estado descuidándolo, ponte las pilas. ¿Identificas alimentos o situaciones que desencadenen efectos secundarios?

Vuelve a leer las bases de la alimentación del programa SoWell para que tengas en mente las mejores alternativas.

Planifica las comidas de la semana. Ya estás haciendo esto semanalmente, pero planifica con especial cuidado las semanas en las que vayas a inyectarte una dosis superior. Como es posible que no tengas mucho interés en cocinar (o en comer) durante la fase de ajuste, planifica comidas fáciles de preparar que te aporten la proteína que necesitas con alimentos de los que sepas que vas a disfrutar.

QUÉ HACER PARA SENTIRSE BIEN EN LAS 72 HORAS POSTERIORES A INYECTARTE UNA DOSIS SUPERIOR

Esto ya lo hemos visto, pero ¡vale la pena repetirlo!

① Come primero la proteína.

② Si te llenas demasiado rápido, prueba a beber menos líquido durante las comidas y evita las bebidas gaseosas.

③ Aplica regularidad a las comidas. ¡No te saltes el desayuno!

④ Come con atención plena; percibe cuándo estás lleno y deja de comer.

⑤ Vigila la ingesta de grasa y carbohidratos, los principales culpables (junto con comer en exceso) de las molestias gastrointestinales.

⑥ Toma un suplemento de fibra si tienes molestias gastrointestinales.

⑦ Toma a diario un suplemento de electrolitos.

Autocomprobación a las dos semanas

Después de estar dos semanas con una nueva dosis, pregúntate si se han resuelto lo suficiente los efectos secundarios y te sientes bien. En caso de que no sea así, lo mejor es que vayas al médico. Para optimizar el proceso, muchos médicos recetan con antelación la dosificación, asumiendo que habrá una nueva dosis más alta cada mes. Si tú sigues teniendo efectos secundarios de moderados a graves con la dosis actual, es mejor que no la subas. No temas hablar con el médico y preguntarle si puedes ralentizar la progresión de las dosis.

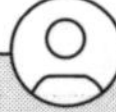

MI HISTORIA

Ajusta a tu propio ritmo

Había planificado un viaje a Disney World la misma semana en que se suponía que tenía que pasar de 1,7 mg a 2,4 mg de Wegovy. En la última subida de dosis, había padecido bastantes efectos secundarios, incluido el cansancio durante las 48 horas siguientes a la inyección, así que pregunté si podía quedarme con la dosis de 1,7 mg otro mes más. No había razón para darse prisa.

SARA,
46 años, ha perdido 11 kilos y sigue
en proceso de adelgazamiento

Ir a Disney World o embarcarse en cualquier otro tipo de viaje intenso la misma semana que se sube de dosis podría resultar bastante complicado. Pero, con un poco de planificación, se puede manejar casi cualquier cosa en la vida, incluso durante la fase de ajuste del tratamiento con los análogos del GLP-1. Si tu efecto secundario es el cansancio, programa siestas y tranquilidad. Si son las náuseas, toma electrolitos, vitamina B6 e incluso ten a mano un antiemético como Zofran. Con cada nueva dosis, irás averiguando más sobre tu efecto secundario más común y sobre qué te funciona mejor para mantenerlo bajo control.

GUÍA PARA GESTIONAR LOS EFECTOS SECUNDARIOS MÁS COMUNES

Náuseas

Prevención diaria: Hidrátate con agua, bebidas con electrolitos sin azúcar o caldo de huesos con sal. Plantéate tomar una dosis diaria de 15 a 50 mg de vitamina B6. La mayor parte de las náuseas se pueden evitar limitando los carbohidratos y la grasa, y dejando de comer cuando ya se esté lleno.

Tratamiento ocasional: Un antiemético, como Zofran. Se trata de un medicamento que requiere receta. Úsalo solo ocasionalmente, cuando las náuseas sean muy fuertes, porque puede tener el efecto secundario de estreñirte.

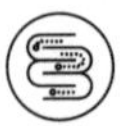

Diarrea

Prevención diaria: El psilio es una fibra insoluble que dará consistencia a las heces, pero también necesitarás fibra soluble, así que busca un suplemento que tenga de los dos tipos. ¡Vigila lo que comas para identificar desencadenantes de este efecto secundario!

Tratamiento ocasional: Hidrátate con agua y caldo de huesos. Toma loperamida (se consigue sin receta) cuando te haga falta; si la dosis diaria máxima no mejora los síntomas o necesitas prolongarla más de varios días, consulta con un médico.

Estreñimiento

Prevención diaria: Toma psilio diariamente y bebe más agua. Plantéate también una dosis de 100 mg de glicinato de magnesio al acostarte (además, puede ayudarte a conciliar el sueño).

Tratamiento ocasional: Leche de magnesia al acostarte hasta que se te normalicen las heces (no lo prolongues más de una semana, a menos que te lo diga el médico).

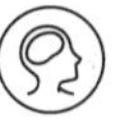 **Dolor de cabeza**

Prevención diaria: Hidrátate con agua, bebidas con electrolitos sin azúcar o caldo de huesos con sal.
Tratamiento ocasional: Aumenta la hidratación con electrolitos y controla el dolor con paracetamol o ibuprofeno.

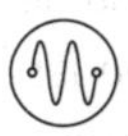 **Reflujo gastroesofágico**

Prevención diaria: Identifica los alimentos que pueden desencadenarlo y evítalos.
Tratamiento ocasional: El reflujo ocasional puede tratarse con antiácidos o famotidina, pero si se da más de tres o cuatro veces a la semana, habla con el médico, que podría recetarte omeprazol un tiempo. Aunque el omeprazol puede comprarse sin receta, no es recomendable usarlo a diario a largo plazo, por lo que es mejor que consultes al médico.

El efecto secundario potencial que es menos probable que te mencione el médico

Cuando ya llevaba tres meses de tratamiento, mi paciente Gwen seguía escribiendo en su diario sobre lo triste que se sentía por las tardes. Me contó que siempre había salido de ese bache emocional diario picando algo a esa hora, pero que ahora no le funcionaba porque, fuera de las comidas, no tenía ganas de comer.

Gwen estaba padeciendo algo que he observado en muchos pacientes durante los primeros meses de tratamiento con los análogos del GLP-1: la anhedonia o incapacidad leve para sentir placer. Hay mucha gente que utiliza la comida a diario como fuente preferida de placer: un rápido chute de dopamina que los relaja y los gratifica.

Y, cuando Wegovy o Zepbound les reduce temporalmente el placer que les proporcionaba la comida, sienten un vacío.

MI HISTORIA

Antojos emocionales

Cuando las cosas no me iban bien en el trabajo y me sentía un poco baja de ánimo, me iba a la cocina a picar algo por la tarde, un hábito que me proporcionaba un subidón de energía. Pero ahora abro el frigorífico y no encuentro nada que me apetezca, así que me vuelvo a la mesa con un decaimiento que no sé cómo quitarme de encima.

GWEN,
38 años

Una vez que se alcanza la dosis definitiva, la comida favorita vuelve a ser apetecible y desaparece la anhedonia. Para entonces, los pacientes han encontrado otras fuentes rápidas de placer ajenas a la comida, con lo que ya no dependen tanto de ella.

Explora nuevas fuentes de placer

Gwen decidió comprarse una tetera bonita y empezar a probar variedades interesantes de té. Ahora, cuando le da el bajón de las tardes, se prepara una taza y pasa unos minutos mirando a los pájaros por la ventana que da al jardín. Tuve otra paciente a la que le encantaba relajarse horneando galletas. No dejó del todo de hornear, pero pasó a hacerlo para regalar los dulces a otras personas, y también recuperó una afición antigua: el punto. Otro paciente se unió a un club de pádel porque había perdido el gusto por la cerveza y ya no se divertía tanto yendo a los bares.

Si te sientes vacío o bajo de ánimo porque la comida te interesa menos, piensa en **qué otros intereses podrías recuperar o explorar**. Aquí van unas ideas:

- Escuchar música
- Hacer yoga o meditación
- Dibujar, colorear o pintar
- Dar paseos al aire libre o sentarte al sol
- Leer el tarot
- Unirte a un club: de lectura, de mahjong, etc.

Tiempo para procesar las emociones

Si has usado la comida como mecanismo de afrontamiento, quizá necesites abordar las emociones que afloren durante este periodo (en el capítulo 7 hemos visto actividades con las que optimizar el procesamiento de las emociones). Llevar un diario puede ser muy útil para ayudarnos a desenterrar y manejar emociones negativas. La mayoría de mis pacientes logran crecer y aprender mucho de sí mismos con solo desarrollar este hábito durante el periodo de ajuste y más allá. Si a ti no te basta, plantéate hablar con un amigo o un profesional para superar estas emociones negativas.

Fase 2: La dosis definitiva

En la mayoría de los casos, tras un periodo de ajuste de entre cuatro y seis meses, desaparecen los efectos secundarios. Aunque esto es bueno, también es posible que cause un pánico muy real.

«¡Ha dejado de funcionar! —podría decirme un paciente en nuestra cita de control de los seis meses—. ¡No he vuelto a tener náuseas y esta semana he sentido hambre todos los días!».

La angustia puede ser bastante considerable. La gente pierde la sensación de control y afloran los antiguos discursos cognitivos, como: «Para mí es imposible mantener un peso saludable», o: «Sé que soy la única persona con quien no va a funcionar la medicación».

Siempre dedico todo el tiempo que haga falta para tranquilizarlos con los hechos: las náuseas son un efecto secundario. Sí, te disuaden de comer, pero la forma de funcionar de los análogos del GLP-1 a largo plazo no es mantenerte con náuseas todo el tiempo. Una vez que desaparecen los efectos secundarios, los agonistas siguen haciendo su trabajo, enviando mensajes de saciedad al cerebro, y continúan ralentizando la digestión, manteniendo más tiempo la comida en el estómago, de manera que te sientas lleno durante más tiempo. Recuperar el hambre es sano y normal. Las personas predispuestas genéticamente a estar delgadas también tienen hambre, y la sacian comiendo.

«¿Sigues sintiéndote lleno después de comer?», les pregunto. Y la pregunta es ineludiblemente que sí. La medicación está funcionando y la tendencia de su peso sigue siendo descendente.

Apóyate en las bases y los hábitos

Al llegar a esta parte del proceso, apóyate en la experiencia de mis pacientes y trata de no entrar en pánico. Esta es tu nueva normalidad. Si te puede el pánico, busca estabilidad en los hábitos básicos y las bases de la alimentación del método SoWell. Las señales de hambre que estás experimentando son sanas. Lo ideal sería que hubieras empezado a trabajar desde el primer día con las bases de la alimentación, pero, si no, ha llegado el momento de que lo hagas.

Lo mismo ocurre con los hábitos básicos. Usa el registro de alimentos para conocer los nuevos patrones que se repiten, sobre todo en lo que se refiere al hambre, y busca los efectos secundarios residuales o identifica las cuestiones emocionales que puedan estar impidiéndote comer bien y de manera consistente.

LA HISTORIA DE DANIEL

Cuando persisten los efectos secundarios intensos

En el caso de algunos pacientes, los efectos secundarios persisten incluso después del ajuste de la dosis, pero deciden que vivir con ellos vale la pena por los beneficios para la salud que les aporta la medicación. Daniel, un talentoso escritor, decidió probar con la gestión médica del peso tras experimentar un susto bastante grande con su salud, una embolia pulmonar. «Me hizo darme cuenta de que tenía que cuidar urgentemente mi salud», dijo. Con 53 años, estaba sufriendo apnea del sueño e hipertensión, y, tras examinar sus análisis de sangre, le diagnostiqué prediabetes y síndrome metabólico. Tenía un IMC de 37 y pesaba 122 kilos.

Empezó con Wegovy y aumentó la ingesta de proteínas y verduras. Con cada nueva dosis, padecía diarrea de manera intermitente y luego se le pasaba. Entonces, después de dos meses con la dosis completa de Wegovy, le volvió la diarrea y no parecía ayudarle ninguno de los remedios habituales. Se hizo una colonoscopia, que confirmó que tenía el colon bien e indicaba simplemente que su sistema era muy sensible al medicamento. Le bajé la dosis y el problema se resolvió de inmediato.

Más adelante, cuando se estancó el adelgazamiento, decidimos volver a probar una dosis superior, pero nos encontramos con el mismo problema. En aquel momento tuvimos una conversación. ¿Debía preponderar la eficacia de la dosis superior sobre el inconveniente de tener diarreas de vez en cuando? Daniel decidió que, para él, sí, y continuó adelgazando unos meses con la dosis de 2,4 mg de Wegovy. Posteriormente, cuando las autoridades sanitarias aprobaron Zepbound, se cambió a este fármaco y los efectos secundarios desaparecieron de inmediato.

Daniel acabó adelgazando 31 kilos y alcanzó un IMC de 28. Sus niveles de glucosa han vuelto a la normalidad y le han desaparecido la apnea del sueño y la hipertensión.

Hazte el análisis de sangre a los seis meses… ¡y a celebrar!

¿Recuerdas los primeros análisis que te hiciste para que te sirvieran de punto de referencia? A los seis meses, o después de adelgazar 18 kilos (lo que sea que ocurra antes), vuelve a hacerte un análisis.

Deberías observar mejoras en todos los biomarcadores del síndrome metabólico y la inflamación, con la posible excepción del colesterol. A veces, el colesterol malo aumenta cuando adelgazamos debido a la liberación de grasas en el torrente sanguíneo. Pero ¡que no cunda el pánico! Continúa teniendo en mente las bases de la alimentación al comer y vuelve a hacerte unos análisis en un periodo de tres a seis meses.

La mejor sensación que vivo como médica es cuando doy las noticias de que las enzimas del hígado, el azúcar en sangre y el colesterol han alcanzado niveles normales, lo que, junto con la reversión de la diabetes tipo 2 y el síndrome metabólico, es la razón por la que trabajo en el campo de la medicina de la obesidad, mi «porqué».

Vuelve a hacerte unos análisis si hay algo anormal en los primeros para asegurarte de que los suplementos o el tratamiento han tenido éxito.

ESCOLLOS EMOCIONALES MÁS COMUNES

El proceso con los análogos del GLP-1 es tanto físico como psicológico. A continuación detallo algunos de los obstáculos más comunes que deben afrontar los pacientes el primer año.

ESCOLLOS EMOCIONALES MÁS COMUNES

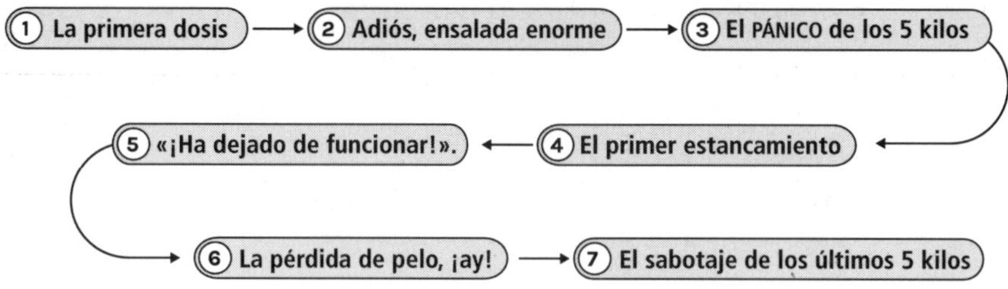

La primera dosis

A mucha gente le asusta la primera dosis tanto por sus experiencias pasadas con el adelgazamiento como porque están probando algo nuevo. Te estarás preparando para lograr tus metas si reconoces estos miedos a la vez que te comprometes a averiguar todo lo posible sobre este nuevo método y aplicarlo. Si las agujas te asustan, pídele a un ser querido que te ponga la inyección.

Adiós, ensalada enorme

De un día para otro, la ensalada enorme o el gran plato de verduras que equivalía a «natural» y «saludable» no te resulta apetecible o te provoca malestar gastrointestinal. Vas a pasarte semanas comiendo principalmente proteínas, quizá a veces (o a menudo) en forma procesada y endulzada artificialmente (batidos), porque es lo único que va a tolerarte el estómago; es posible que experimentes una aversión temporal a la carne. Algunos pacientes tienen que luchar contra la sensación de que están comiendo menos sano que antes. Debes recordar que se trata de algo temporal. Lo más importante en estos meses iniciales es que no dejes que la ingesta de calorías baje demasiado y pierdas peso demasiado rápido. Solo durante este periodo breve de tu vida, no te preocupes por comer frutas y verduras. Toma proteínas y compleméntalo con fibra. Cocina las verduras y consume porciones más pequeñas. Ya volverás a las raciones mayores a medida que te sea posible; para la mayoría de la gente ocurrirá al cabo de unos seis meses.

El pánico de los 5 kilos

He descrito en profundidad en el capítulo 7 este hito común: el momento en el que, tras perder unos 5 kilos, los pacientes suelen entrar en pánico. En primer lugar, este suele ser el punto del proceso en el que les empezaron a fallar las cosas en intentos anteriores de adelgazar. En segundo lugar, también es el momento en el que la gente del entorno empieza a notar que estás perdiendo peso y hace comentarios y preguntas. Las dos cosas combinadas abren las puertas al pensamiento negativo. Y empezar a pronosticar el fracaso los lleva sabotear el presente. Si te ocurre esto, ralentiza un poco el ritmo y respira hondo. Estás en los inicios del proceso, es demasiado pronto para saber cómo será el futuro.

El primer estancamiento

En algún punto de los primeros meses es inevitable que se ralentice el adelgazamiento y se detenga de manera temporal. Hasta puede que engordes un poco. Es normal. Ningún proceso de adelgazamiento es lineal. Sigue trabajando con los hábitos básicos y las bases de la alimentación. No dejes de pesarte. La tendencia volverá a encauzarse en la dirección correcta. Y recuerda que volverán a darse periodos de estancamiento más adelante.

«¡Ha dejado de funcionar!»

En algún punto entre el tercer mes del ajuste y el final del primer año con la dosis definitiva, empezarás a volver a tener hambre; es decir, empezarás a estar deseando que llegue la hora de la siguiente comida y volverás a tener ruido de fondo. No quiere decir que la medicación haya dejado de funcionar. Acoge de nuevo el hambre mientras sigues aplicando los hábitos básicos y las bases de la alimentación. El metabolismo está funcionándote de manera saludable y seguirás adelgazando o manteniéndote en el peso.

La pérdida de pelo, ¡ay!

Los análogos del GLP-1 no causan alopecia, pero el adelgazamiento sí. El término científico es efluvio telógeno. Se trata del mismo fenómeno que causa la alopecia tras el parto, en el que, debido a un acontecimiento estresante (en el sentido de que hace uso de muchos recursos del cuerpo), el pelo pasa de la fase de crecimiento (anágena) a la de «descanso» (telógena) y posteriormente se cae. A mis pacientes suele presentárseles cuando han perdido unos 18 kilos o cuando llevan entre tres y cuatro meses de proceso. Puede durar hasta seis meses, pero, por regla general, el pelo vuelve a recuperarse solo. Las deficiencias nutricionales, incluida una ingesta de proteínas demasiado baja, pueden empeorar la caída del pelo. En general, el ciclo del pelo vuelve a la normalidad en un plazo de seis meses.

El sabotaje de los últimos 5 kilos

Al cabo de aproximadamente un año, la mayoría de los pacientes están cerca de su meta más importante: la pérdida de un 15-20 % del peso total de partida. Han visto mejoría en sus indicadores de salud y se sienten fenomenal. Y están acercándose al punto en el que no adelgazarán más a no ser que apliquen más cambios en el estilo de vida. A veces el proceso se detiene aquí, pero con frecuencia la gente tiene un objetivo de peso en mente que aún no ha alcanzado. Es en este momento cuando empiezan a autosabotearse volviendo a los discursos mentales de cuando se ponían a régimen en el pasado. Se dicen: «Ya lo haré mejor mañana, y así podré perder esos 2/5/7 kilos que me faltan». Si tratar de adelgazar más nos lleva a recuperar los antiguos discursos mentales negativos o a sentir que comer normal y sano no basta, o que necesitamos «esforzarnos más», es hora de que paremos.

¿Cómo saber cuándo se ha acabado el proceso?

Tras un año con una dosis definitiva, la mayoría de los pacientes dejan de adelgazar. Para algunos, se trata del momento natural de acabar con la fase de perder peso para empezar a planificar la de mantenimiento, que durará ya toda la vida, lo que explicaremos con detalle en el capítulo 10.

Para muchas otras personas, la respuesta a la pregunta es más difícil.

Mi paciente Margaret, de 26 años, estaba muy decepcionada cuando se le estancó el adelgazamiento con un IMC de 28. Desde un punto de vista médico, Margaret había experimentado una transformación increíble. Tras empezar el proceso con una obesidad considerable, al cabo de un año había alcanzado un peso que ya no entrañaba un riesgo para su salud, como confirmaban los análisis de sangre, que mostraban una salud metabólica óptima. Sin embargo, a ella le preocupaba la «tripa», y cómo podía afectar a su vida amorosa.

A Margaret le había llegado la hora de hacer la transición del proceso de adelgazamiento al de afrontar las inseguridades que le generaba el peso. La remití a un terapeuta que la ha ayudado a desarrollar una autoestima saludable con su peso actual.

Mi paciente Andrew representa el otro extremo. Era un tipo grande que había ido engordando poco a poco desde el instituto, pero no se sentía incómodo con su talla. Hacía musculación y se sentía sano pesando 100 kilos. Pero, durante la pandemia, el sedentarismo lo llevó a engordar 30 kilos. En su siguiente chequeo anual, se le detectó esteatosis hepática no alcohólica. Con solo 29 años, las enzimas del hígado duplicaban y triplicaban los valores normales. Si no se trataba, la afección evolucionaría hacia la cirrosis, la misma enfermedad del hígado que pueden sufrir las personas alcohólicas.

Cuando Andrew había perdido unos 23 kilos con Wegovy, entró en fase de estancamiento. Él decía que se encontraba bien con aquel peso y estaba ya listo para la fase de mantenimiento. No obstante, cuando salieron los análisis de sangre, aunque los valores de las enzimas del hígado habían mejorado, aún seguían altos. También tenía todavía un IMC de alto riesgo.

A causa de estas señales, lo animé a trabajar en un problema con la comida que se había manifestado durante todo el proceso. Andrew estaba acostumbrado a aliviar el estrés y relajarse acudiendo a la comida. Desde la infancia necesitaba sentirse lleno para estar tranquilo. De modo que pedía comida a domicilio varias veces a la semana y, en esas ocasiones, sobrepasaba con creces el punto de saciedad.

A mí me preocupaba que, más adelante, esta conducta lo llevara a recuperar los kilos que había adelgazado y a que los análisis de sangre también empeoraran. Andrew accedió a reducir el consumo de comida rápida y a tratar de comer más despacio y detenerse cuando estuviera «saciado», no «atiborrado».

Con el tiempo y el inestimable apoyo de su pareja (que lo quería fuera cual fuese su talla, pero sano), empezó a reconocer el problema y a disfrutar de la moderación. Estos cambios lo llevaron a adelgazar más y a alcanzar al final del proceso un IMC de 30. Aunque 30 se considere técnicamente sobrepeso, él mantenía mucha masa muscular por la halterofilia que practicaba con regularidad, y los análisis de sangre mostraban una curación completa del problema del hígado graso.

Cuando el peso de los pacientes se estabiliza en un IMC que se considera aún sobrepeso, pero los análisis de sangre reflejan una salud óptima, los animo a que pasen a la fase de mantenimiento. En este punto del proceso, centrarse en la homeostasis —mantener su nuevo peso el resto de su vida— será mejor para su salud que tratar de quitarse unos kilos más, sobre todo si para ello toman el camino de ponerse a régimen y comer caóticamente.

A veces, los otros médicos a los que acuden les siguen haciendo comentarios o recomendaciones sobre el peso. En ese caso, yo los animo a que les respondan con lo siguiente: «Estoy trabajando con una especialista en obesidad y hemos acordado que, en mi caso, este peso es metabólicamente sano».

Un factor para el éxito final: la curiosidad

Puedo prometerte una cosa: tu proceso con los análogos del GLP-1 será distinto a cualquier otro régimen de adelgazamiento al que te hayas sometido en el pasado. Presta atención a cómo piensas y te sientes por el camino, y registra en tu diario todo lo que puedas. Ese nivel adicional de conciencia del proceso y el historial tangible de datos que generarás te ayudarán a afrontar los cambios y los retos que se te presenten con curiosidad, en lugar de con miedo. Tu objetivo final es acabar el proceso de adelgazamiento no solo con cierta cifra en la báscula, sino con un estilo de vida nuevo y saludable: tu nueva normalidad.

9

Por qué practicar cardio extremo puede ser perjudicial y qué hacer en su lugar

El adelgazamiento con los análogos del GLP-1 requiere un cambio enorme de mentalidad en cuanto al ejercicio.

Antes se pensaba lo siguiente: «Haz ejercicio intensamente mientras estás a régimen para quemar mucho y así alcanzarás más fácilmente el objetivo de déficit diario de 500 calorías». Con los regímenes de adelgazamiento tradicionales, no era fácil conseguir ese déficit, por lo que, en cuanto al ejercicio, la gente se concentraba en lo que más calorías quema: el cardio. Una hora de cardio intenso al día parecía un buen modo de alcanzar el recuento calórico necesario sin pasar hambre.

Sin embargo, con los análogos del GLP-1, al inicio del proceso el reto consiste en comer lo bastante como para no perder peso demasiado rápido. Realizar mucho ejercicio puede ser contraproducente, pues sentirás debilidad, cansancio o náuseas. A veces, incluso recomiendo a los pacientes que hagan menos ejercicio, sobre todo si estaban llevando un programa de cardio riguroso y extenuante. De hecho, mi recomendación se extiende también a las personas que no usen los análogos del GLP-1: ahora sabemos que el ejercicio no tiene realmente un efecto significativo en el adelgazamiento.[1] Se ha descubierto también, gracias a una comprensión más holística del ejercicio y sus efectos, que la vieja idea del deporte como forma de adelgazar tampoco ayuda a nuestras metas de salud a largo plazo.

Existe una manera más efectiva que el cardio extremo para proteger el metabolismo, mantener el peso a largo plazo y sentirnos bien. ¡Sigue leyendo!

Cómo funciona matemáticamente el gasto de energía

La forma más fácil de entender por qué era tan limitada la forma antigua de pensar es examinar cómo funciona matemáticamente el gasto diario de energía.

Gasto total de energía =

Índice metabólico basal (IMB)
+
Efecto termogénico de los alimentos
+
Termogénesis por actividad sin ejercicio
(NEAT, por sus siglas en inglés)
+
Ejercicio

El **índice metabólico basal (IMB)** son las calorías que quemas diariamente para mantenerte vivo. Representa la mayoría (alrededor del 60 %) de las calorías que quemas a diario.

El **efecto termogénico de los alimentos** es lo que quemas durante la digestión, un 10-15 % de lo que quemas en total a diario.

La **termogénesis por actividad sin ejercicio (NEAT)** son las calorías que quemas al realizar cualquier movimiento durante el día.

De media, representa aproximadamente el 15 % de lo que quemas diariamente.[2]

Añadir el **ejercicio** —el tipo de movimiento mediante el que haces trabajar intencionadamente el corazón o los músculos— puede aportar otro 10-30 % a lo que quemas diariamente.

Lo que todo esto significa es que, por mucho ejercicio que hagas, siempre va a representar un porcentaje minoritario en la cantidad total de calorías que quemes.

Más recursos, mejores resultados

Hoy, en lugar de concentrarnos solo en el ejercicio como forma de aumentar la cantidad de calorías que quemamos a diario, nos hemos dado cuenta de que tenemos que considerar un panorama más amplio. ¿De qué otros recursos podemos tirar que puedan ser más sostenibles y efectivos que practicar cardio extremo?

El método SoWell recomienda a los pacientes adoptar un estilo de vida más activo en tres fases.

Fase 1: Muévete más

Al inicio del proceso con los análogos del GLP-1, comienza a aumentar la actividad sin ejercicio.

Las calorías que quemas con la actividad sin ejercicio son aquellas que consumes simplemente en el día a día. Abarca desde el trabajo y los movimientos que realices sentado al ordenador hasta hacer la comida, tirarte en la alfombra a jugar con los niños o subir escaleras. En el caso de las personas sedentarias, estamos hablando de alrededor del 15 % de las calorías que queman a diario, aunque esta cantidad puede variar mucho. Es posible una diferencia de hasta 2.000 calorías diarias entre dos personas de talla similar.[3]

Algunas de estas diferencias las determina la biología. Esas personas que «no pueden estarse quietas» y están constantemente moviéndose de acá para allá y haciendo cosas quemarán más calorías. Todos esos movimientos pequeños que se hacen a lo largo del día suman. Cualquiera que pase entre seis y ocho horas diarias en constante movimiento quemará más calorías que quien se pase la mayor parte del día sentado y sin apenas moverse.

A la mayoría no nos es posible cambiar de trabajo, pero hay muchas maneras de aumentar este tipo de gasto de energía.

Andar más

Una manera fácil y popular de hacerlo es aumentar los pasos diarios. Usa el móvil o un contador de pasos para establecer el punto de partida, y luego busca oportunidades a lo largo del día para acumular pasos. La idea no es reservar una hora para hacer una caminata, sino encajar más actividad en tu cotidianeidad.

CÓMO AUMENTAR LOS PASOS

PUEDES:

- Salir del autobús o del tren una parada antes.
- Aparcar en la parte más alejada del aparcamiento.
- Subir por las escaleras en lugar de tomar el ascensor.
- Ir andando a hacer recados, en lugar de ir en coche o de hacer pedidos para que te lo lleven a casa.
- Caminar entre 5 y 10 minutos después de las comidas.
- Acercarte a la mesa de un compañero de trabajo en lugar de llamarlo o mandarle un mensaje.

Ninguna de estas medidas lleva mucho tiempo ni esfuerzo por sí sola, pero su efecto acumulativo tendrá incidencia en la cantidad de calorías que quemes y en tus niveles de energía. Trata de alcanzar el objetivo diario de 10.000 pasos. Recuerda que no tienes que conseguirlo inmediatamente, puedes ir poco a poco.

Ahora añade intensidad

A continuación, veamos cómo puedes añadir intensidad a las actividades diarias.

MÁS FORMAS DE AUMENTAR LA ACTIVIDAD SIN EJERCICIO

PUEDES:

- Andar o subir escaleras más rápido.
- Cargar con las bolsas de la compra, en lugar de usar un carrito.
- Llevar una mochila con peso mientras andas.
- Moverte más mientras estés sentado a la mesa de trabajo.
- Limpiar la cocina bailando.
- Llevar a tus hijos al parque en lugar de jugar en casa.

Te haces una idea de lo que quiero decir, ¿verdad? Busca maneras de que en el día a día haya un poco más de desafío físico que antes.

Fase 2: Mantener y generar musculatura

Como el IMB se lleva la mayor parte de las calorías que quemamos a diario, sería ideal que pudiésemos incrementar esa cifra, ¿verdad?

Pues bien, partiendo de la masa corporal magra pueden predecirse tres cuartos de la variabilidad individual del IMB. La razón es que los músculos queman más calorías que la grasa. Así que, para mantener o aumentar el IMB, necesitamos mantener la musculatura o generar nuevo músculo. Sin embargo, cuando las personas obesas adelgazan, habitualmente pierden masa muscular a la vez que grasa corporal.[4] No es posible perder solo grasa. Y también se pierde masa magra con la edad, a menos que se tomen medidas para impedir la pérdida de masa muscular. Todo ello significa que la tendencia a largo plazo del IMB de las personas sedentarias, pero sobre todo de las que adelgazan, es descendente.

Las buenas noticias son que, aunque la altura, el sexo y la edad sean los factores que determinan principalmente la masa magra, cualquier persona (de cualquier edad y sexo) puede aumentar la masa magra mediante ejercicios de musculación para subir un poco su IMB. 4,5 kilos más de músculo aportan unas 60 calorías al IMB.[5] La musculación (o entrenamiento de fuerza) es también clave para conservar el músculo mientras se adelgaza.

Es importante que las personas de más de 55 años que estén adelgazando protejan la masa muscular para evitar la sarcopenia o la obesidad sarcopénica, por la que se tiene mucho exceso de grasa y muy poca masa muscular. Esta proporción tan baja de músculo frente a grasa es peor que la obesidad a secas y presenta un riesgo mayor de consecuencias adversas en la salud, incluido el riesgo de enfermedades metabólicas cardiovasculares y de muerte por cualquier causa.[6]

Cómo y cuándo empezar a hacer musculación

La respuesta es distinta en cada caso, pero, dicho con pocas palabras, la recomendación es que empieces cuando te sientas lo bastante bien y te encuentres física y mentalmente preparado para hacer algo nuevo. Para muchos de mis pacientes, la musculación como forma de ejercicio es un territorio totalmente nuevo. Lo mejor es empezar después de haber ajustado la dosis y haberse acostumbrado a la nueva manera de comer. Consulta con tu médico para que te dé luz verde cuando quieras empezar cualquier tipo de programa nuevo de ejercicios.

Por regla general, **no esperes más de seis de meses tras el inicio del tratamiento con los análogos del GLP-1 para empezar a hacer musculación**. Si eres reacio a trabajar con pesas, un plazo tan arbitrario como este podría ayudarte. Si tienes alguna lesión previa o dolor actual, o si llevas años inactivo y no te sientes en condiciones o te abruma la idea de hacer ejercicio de fuerza, plantéate acudir a un fisioterapeuta.

Otros consejos para empezar:

Empieza con ejercicios sencillos sin pesas (calistenia) dirigidos a fortalecer los grupos musculares principales. Existen muchísimas aplicaciones y ejercicios online que pueden servirte de guía.

Prueba con los siguientes ejercicios de calistenia, ampliamente conocidos: saltos de tijera, sentadillas contra la pared, sentadillas normales, fondos de pecho sin rotación y con rotación, abdominales, ejercicios con silla, planchas, elevación de rodillas y zancadas. Aunque podrías realizar todos estos ejercicios seguidos en solo 7 minutos, la recomendación para obtener los mejores resultados suele ser hacer de cada ejercicio series de dos o de tres repeticiones. Sin embargo, incluso realizarlos una sola vez podría resultar suficiente reto para empezar, en función de tu nivel de forma física.

Puedes probar con aplicaciones de pago que incluyen demostraciones en vídeo, tablas de ejercicios intercambiables cortas y largas, y opciones para ejercicios de calistenia o con pesas.

Apúntate a un gimnasio. No hace falta que sea de manera permanente, pero tener acceso a juegos de mancuernas o aparatos de musculación te puede ayudar a tomar nota de qué equipamiento necesitarás si prefieres continuar haciendo ejercicio en casa. También hay gimnasios que ofrecen clases guiadas de musculación con pesas.

Compra equipamiento para ejercitarte en casa con una suscripción que incluya clases de entrenamiento con pesas. No se trata de una opción barata. Requiere una inversión inicial en equipo y posteriormente un pago mensual. Pero recibirás la contraprestación de un programa flexible y guiado de ejercicios muy útiles que podrás hacer cómodamente en tu propia casa. A muchas personas (entre las que me cuento, de hecho) esta modalidad las ayuda a ser constantes.

Paga unas sesiones con un entrenador personal. Si puedes permitírtelo, es la forma más fácil de establecer un programa factible y apropiado. Algunos entrenadores personales llevan a cabo mediciones de la composición corporal para que puedas fijar un punto de partida y una meta a la que llegar. Los fisioterapeutas son también una fuente excelente de referencias para hacer ejercicio de calidad, lo mismo que muchos consejos que van de boca en boca.

Programa los ejercicios. Póntelos en el calendario, como cualquier otra tarea. Te ayudará a ser constante.

¡Presta atención a las necesidades cambiantes de alimentación e hidratación! Hidrátate (con electrolitos), planifica comidas en función del ejercicio para evitar el hambre ansiosa y toma una comida centrada en proteínas con algunos carbohidratos a la hora de recuperarte.

Cómo conservar y generar masa muscular

Quizá hayas oído que necesitas levantar pesas de muchos kilos para generar músculo. ¡No es cierto! La clave para generar músculo es **levantar peso hasta el punto de fatiga**.[7] Es decir, realizar repeticiones hasta que resulte imposible hacer otra más. Si nunca habías trabajado la musculación, lo mejor es que empieces poco a poco, con pesas de 1 kilo, bandas de resistencia o ejercicios de calistenia, como los fondos de pecho o las sentadillas. Pero ¡incluso una sola sesión es mejor que ninguna!

Los estudios demuestran que combinar ejercicios de fuerza con una dieta alta en proteínas es el mejor modo de mantener músculo a la vez que se adelgaza. Yo recomiendo entre 20 y 40 gramos de proteína por comida (hasta un total de 70-120 g diarios) para la mayoría de los usuarios de los análogos del GLP-1. Cuando comiences a hacer ejercicios de fuerza habitualmente, trata de alcanzar la cifra superior de ese rango, o de superarla. Muchos estudios han demostrado que las dietas con mayor porcentaje de proteína protegen la masa muscular. Y en un estudio con la participación de jóvenes varones saludables, en el que se les limitaban las calorías mientras ponían en práctica un programa de entrenamiento de fuerza, el grupo que comía 1,5 veces la cantidad diaria recomendada de proteína mantuvo la masa muscular, mientras que el grupo que comía el triple de esa cantidad ganó músculo a la vez que perdió grasa.[8] Como referencia, la cantidad diaria recomendada en Estados Unidos para personas sedentarias es de 0,36 gramos de proteína por 450 gramos de peso corporal, o alrededor de 60 gramos de proteína al día para una persona que pese 73 kilos.

La velocidad a la que adelgaces es importante a la hora de proteger la masa muscular. No es bueno adelgazar muy rápido. Trata de no perder más del 1-2 % del peso corporal a la semana. Además, aunque te centres en el entrenamiento de fuerza, el cardio sigue siendo importante para la salud cardiovascular. Intenta hacer ejercicio que te lleve a sudar al menos 20 minutos dos veces por semana y presta atención a cómo te sientes. A mucha gente le encanta el cardio, y es genial practicarlo siempre que disfrutes de él y no te impida realizar los ejercicios de fuerza.

La menopausia, engordar y la masa muscular

Trabajo con muchas pacientes que han tenido un peso saludable a lo largo de toda su vida adulta, pero se encuentran con que engordan 9 kilos a la vez que pierden tono muscular al llegar a la menopausia. Hagan la dieta que hagan parece que no logran adelgazar. Aunque hasta ahora los estudios no se ponen de acuerdo sobre si los cambios hormonales contribuyen a que las mujeres engorden en la menopausia, algunos síntomas como la falta de sueño, la niebla mental y la fatiga pueden cambiar de manera significativa la manera de comer, de moverse y de manejar el peso.

Muchas mujeres que habían perdido la esperanza ven mejoras increíbles en su composición corporal cuando combinan los análogos del GLP-1 con el entrenamiento de fuerza. Cada vez que trabajo con alguna mujer que está acercándose a la menopausia, la animo a que empiece de inmediato a realizar ejercicios de fuerza, de manera que ya haya desarrollado hábitos en los que apoyarse antes de ingresar por completo en esa etapa. Para las mujeres en edad de menopausia está recomendado el levantamiento de pesos altos no solo porque genere musculatura, sino también porque protege la densidad ósea, que decrece cuando descienden los niveles de estrógenos.

Tracy acudió a mi consulta cuando se estaba acercando a los 50 años, durante la perimenopausia. En ese momento llevaba seis meses practicando *crossfit*. Tenía muchísima fuerza. Sin embargo, padecía resistencia a la insulina y un sobrepeso de 23 kilos. Al iniciar el tratamiento con Wegovy, empezó a adelgazar. En un momento dado dejó el *crossfit* y siguió practicando en casa lo que había aprendido sobre forma física, apoyándose también en una aplicación de *fitness*. Hoy, con 53 años, tiene una complexión delgada y musculosa, con un 20 % de grasa corporal. Lleva un año sin menstruar, por lo que ha entrado oficialmente en la menopausia, pero no ha engordado ni un gramo. Sus síntomas han sido mínimos, lo que atribuye en parte a una terapia hormonal sustitutiva y en parte a la constancia con que lleva su programa de ejercicios.

HISTORIA DE UNA PACIENTE

De los maratones al levantamiento de pesas

Halle, de 48 años y baja estatura, corría maratones, aunque esa actividad no le había ayudado a perder peso, ni siquiera con una atención cuidadosa a los macronutrientes. Tras sobrevivir a un cáncer de pecho, su médico le recomendó que tratara de alcanzar un IMC saludable para restar las probabilidades de reaparición. Le receté Wegovy y empezó el tratamiento durante un descanso del entrenamiento para el siguiente maratón. En esos meses iniciales, Halle empezó a hacer carreras más breves, yoga y entrenamiento de fuerza ligero y ocasional, y continuó haciendo ejercicio durante el proceso de adelgazamiento. A medida que fuimos aumentando la dosis, Halle alcanzó sin problemas su meta de peso; logró perder 13 kilos en menos de un año. Le seguía encantando correr maratones, así que retomó las carreras largas en cuanto superó el periodo de ajuste de la dosis. Le sugerí que añadiera el levantamiento de peso a su rutina de ejercicios, puesto que estaba acercándose a la menopausia. Para empezar, se hizo un examen de la densidad ósea (DEXA) y averiguó que tenía un 32 % de grasa corporal, cifra que estaba en el límite de lo saludable para su edad. Empezó a trabajar con un entrenador personal tres veces por semana. Después de dos meses, se hizo otro examen de densidad ósea con el resultado de un 28 % de grasa corporal sin haber variado el peso; la diferencia era que tenía nueva musculatura. Hoy se siente más fuerte y capaz que nunca. ¡Y ha mejorado muchísimo los tiempos cuando corre!

¿LLEVAN LOS ANÁLOGOS DEL GLP-1 A UNA MAYOR PÉRDIDA DE MASA MUSCULAR QUE OTROS MÉTODOS DE ADELGAZAMIENTO?

Ciertos artículos sensacionalistas e *influencers* de la salud han advertido sobre el control del peso con los análogos del GLP-1, afirmando que con estos tratamientos se pierde mucha masa muscular. La realidad es que el adelgazamiento, como quiera que se produzca, siempre entraña pérdida tanto de masa muscular como de grasa.

Pero ¿causan una mayor pérdida de masa muscular los análogos del GLP-1 que los regímenes de adelgazamiento tradicionales? Los estudios aún no han llegado a pruebas concluyentes, pero el panorama que se está configurando no debería ahuyentar a los usuarios potenciales de estos fármacos. Es cierto que, en los estudios de los dos principales ensayos clínicos con semaglutida, el porcentaje de músculo que perdió el subgrupo al que se le realizaron densitometrías fue ligeramente superior que el observado con dietas «normales»: un 39-40 % de pérdida total de media con semaglutida frente al 30-40 % solo con dieta.[9]

Pero incluso en esos estudios, la proporción de masa magra y grasa corporal, es decir, la **composición total**, mejoraba ligeramente. Además, otros estudios con semaglutida han hallado menos pérdida de masa muscular. Y los datos del principal ensayo clínico con tirzepatida han demostrado que apenas un cuarto de la masa corporal que perdían los participantes era músculo, un resultado excelente comparado con el de cualquier dieta de adelgazamiento.[10]

En resumen, los estudios científicos no indican que deba haber ninguna alarma específica con los análogos del GLP-1. Todas las personas que se sometan a un régimen de adelgazamiento, en particular, las que superen los 50 años, deberían tomar medidas para mantener la masa muscular mientras pierden peso.

El número mágico para el mantenimiento

Habrás oído muchas recomendaciones sobre cuánto ejercicio se necesita hacer para tener una salud óptima. Las autoridades sanitarias recomiendan 150 minutos de ejercicio de moderado a intenso a la semana, incluidas dos sesiones de entrenamiento de fuerza. Pero he aquí lo que sabemos específicamente sobre las personas que logran mantener el peso después de adelgazar: en el Registro Nacional de Control del Peso estadounidense se recoge el dato de que las personas que logran mantenerse después de adelgazar realizan **aproximadamente 60 minutos de ejercicio al día.**[11]

Seguro que te habrás llevado las manos a la cabeza pensando que es demasiado. Normal. Es el triple de las recomendaciones de las autoridades sanitarias y, sin duda, refleja el hecho de que las personas que se han pasado la vida poniéndose a régimen han acabado reduciendo su IMB. Sin embargo, es razonable esperar que la combinación de los análogos del GLP-1 con programas de ejercicios centrados en el desarrollo de la masa muscular lleve a que esta cifra sea más baja para la próxima generación de personas que logren adelgazar.

De todas formas, los datos nos llevan a una conclusión innegable: **mantener un peso saludable requiere un compromiso vigilante y un estilo de vida saludable**. Trabajar de cara a esos 60 minutos de actividad diaria es factible, sobre todo cuando entendemos que esa cifra es una combinación de la actividad sin ejercicio (NEAT, por sus siglas en inglés), de la que hablábamos en la página 184, y del tiempo dedicado propiamente al ejercicio.

También sabemos que, para ser efectivo, no es necesario que el ejercicio sea en una sola sesión. Un metaanálisis llegó a la conclusión de que el ejercicio intermitente a lo largo del día tiene los mismos beneficios que una actividad continuada para la salud, en términos de forma física, tensión arterial, lípidos, insulina y glucosa.

Hay incluso evidencia de que se pueden atribuir algunos cambios favorables en la masa corporal al ejercicio acumulado (pequeñas cantidades a lo largo del día).[12]

Con solo dar un paseo rápido de 10 minutos después de cada comida, habrías alcanzado la mitad de esos 60 minutos diarios. Se ha demostrado también que andar después de las comidas modera los niveles de azúcar en sangre.[13] ¿Recuerdas la relación que exponíamos en el capítulo 1 entre la insulina, la glucosa y el almacenamiento de grasa? Parece que el movimiento después de comer es la manera más efectiva de ayudar a que la insulina vaya a por la glucosa y la use como energía, en lugar de dejar que permanezca en el torrente sanguíneo y conduzca al almacenamiento de grasa.

Cómo medir tus avances

Igual que iniciaste el programa de adelgazamiento registrando un peso de partida y realizándote un análisis, también te será útil hacerte un análisis de la composición corporal (medición de los porcentajes del cuerpo que son grasa, masa muscular y, a veces, también materia ósea) que te sirva de punto de referencia antes de empezar a practicar ejercicios de fuerza. La posibilidad de comprobar si estás desarrollando músculo de una manera tan concreta puede animarte a que seas constante y te aporta información sobre si te está funcionando el programa de ejercicios para mejorar la proporción de músculo frente a la de grasa.

En el capítulo 4 hablábamos de apartarnos del IMC «ideal» como meta. Se puede decir lo mismo sobre la composición corporal. Hay que fijarse más en el punto de partida que en el de llegada. Yo hago el seguimiento de la composición corporal de mis pacientes para asegurarme de que conserven la masa muscular mientras adelgazan. A medida que se acercan a su objetivo de peso o que empezamos a preguntarnos si deberían dejar de adelgazar, la proporción de grasa corporal puede guiarnos y ayudarnos a fijar nuevas metas.

Aunque no haya un estándar fijo en medicina para el porcentaje de grasa ideal, la Asociación de Medicina de la Obesidad estadounidense ha establecido las siguientes clasificaciones:[14]

	Mujeres	Hombres
Atletas	15 a 19 %	10 a 14 %
En forma	20 a 24 %	15 a 19 %
Aceptable	25 a 29 %	20 a 24 %
Preobesidad	30 a 24 %	25 a 29 %
Obesidad	> 35 %	> 30 %

El método más preciso y accesible de medir la composición corporal hoy en día es una **densitometría ósea** (**DEXA**, siglas en inglés de absorciometría ósea dual de rayos X),[15] una rápida prueba que no requiere ninguna preparación: consiste en estar tumbado mientras te realizan un escaneo con rayos X. En el informe que recibes consta la proporción de grasa corporal y masa magra y el contenido de minerales de los huesos.

El siguiente mejor procedimiento es el **análisis de impedancia bioeléctrica** (**BIA**, por sus siglas en inglés), que mide la composición corporal (proporción de grasa frente a masa grasa) mediante una corriente eléctrica muy leve que cambia de voltaje al encontrarse con distintos tipos de tejido.

Los **plicómetros** o **calibradores de grasa corporal**, que miden los pliegues cutáneos, no son tan precisos como las pruebas que acabamos de ver, pero cuestan menos y muchos gimnasios y entrenadores personales cuentan con ellos. El aparato se utiliza para medir la grasa subcutánea en varios puntos del cuerpo. Dado que la grasa de la piel es proporcional a la grasa total, esas mediciones se pueden usar para calcular la composición corporal total. El problema es que la precisión disminuye a medida que aumenta el IMC. (Además, no a todo el mundo le gusta la experiencia de que un desconocido se ponga a pinzarle y medirle los centímetros de grasa del cuerpo). De un modo similar, la prueba del **perímetro abdominal** es conveniente y barata, aunque puede no ser precisa. Aun así, cualquiera de las pruebas te ayudará a hacer un seguimiento de los cambios a lo largo del tiempo, sobre todo si continúas con el mismo médico o profesional durante todo el proceso.

Las básculas de grasa corporal domésticas pueden medirte la grasa corporal total, junto con el peso. La experiencia de usarlas es igual a la de una báscula ordinaria: te subes a ella y lees la pantalla (algunas marcas te dan la información en una aplicación). Pero ¿son precisas?

En un estudio de 2023, se examinaron catorce básculas de este tipo y se concluyó que «todas las básculas, incluidas las de mayor calidad, dieron suficientes errores como para que haya que ser cauto al interpretar tanto los resultados de una sola medición como los de los cambios que vaya detectando la báscula a lo largo del tiempo».[16] Sin embargo, los autores del estudio también indicaron que estas básculas podrían ser útiles al usarlas en combinación con otros datos, como el peso, el perímetro abdominal, el rendimiento al hacer ejercicio y el estado de ánimo. Es el mejor método en cuanto a comodidad y coste, desde luego. Tenlo en cuenta si estás pensando en comprarte una báscula nueva.

Y, por último, está la más fácil de todas las mediciones: **prestar atención a cómo te ajusta la ropa**. Si te queda más floja aunque la báscula siga marcando lo mismo, será porque estás desarrollando masa muscular y tu composición corporal está mejorando.

Empieza poco a poco y capta a algún amigo

En lo que respecta al ejercicio, mucha gente arrastra algún tipo de mochila emocional, producto de los mismos miedos e inseguridades relacionados con el peso que hacen que los hábitos básicos del método SoWell constituyan una revelación tan grande para muchos pacientes. Si no estás preparado para invertir en mancuernas, ve a un gimnasio; no dejes que eso te impida empezar.

Tu primera meta es muy simple: moverte más. Esos primeros pasos pueden ser tan pequeños como a ti te haga falta: un paseo después de cenar, un solo fondo de pecho sobre las rodillas, ejercitar los bíceps usando un cartón de leche, etc. Basta con empezar. Cuando te sientas listo para más, pedirle a un amigo o familiar que te acompañe es una manera genial de afrontar el miedo, divertirte y tener a alguien que te anime a cuidarte mejor ahora y en el futuro.

10

Mantenimiento de por vida

Tras un año aplicando el método SoWell con los análogos del GLP-1, suelen darse, por regla general, los siguientes resultados. Perderás el 10-20 % (o más) del peso corporal total. Estarás significativamente más sano, lo que se reflejará tanto en los análisis de sangre como en tu estado de ánimo. Y, por último, tendrás preguntas. En particular, sobre cómo asegurarte de que no necesitarás volver a adelgazar. Este capítulo está pensado para ayudarte a mantener tu peso a largo plazo.

Qué hacer cuando dejas de adelgazar

Al cabo de 12-18 meses, se detendrá el adelgazamiento natural que experimentarás con tu combinación personal de cambios en el estilo de vida y medicación con los análogos del GLP-1. Se producirá un estancamiento. En este punto, tendrás que responder a algunas preguntas.

¿Tengo un peso saludable?

El peso saludable solo puedes definirlo tú junto con tu médico. Cuando tengo un paciente que ha dejado de adelgazar y que ya ha perdido el 15 % del peso corporal, con análisis que indican una buena salud metabólica y la remisión de las dolencias relacionadas con el sobrepeso, le aconsejo que se plantee pasar a la fase de mantenimiento, independientemente de cuál sea su IMC o de si ha alcanzado la talla de ropa que deseaba. El proceso de adelgazamiento acaba cuando se cumplen las metas de salud, y da comienzo otro proceso a partir de entonces: el de la autoaceptación, que podría también incluir nuevos objetivos como desarrollar fuerza y estar en buena forma física.

¿Tengo que cambiar la dosis para la fase de mantenimiento?

Hay distintas estrategias para el largo plazo. Las autoridades sanitarias han aprobado el uso indefinido de estos fármacos. Los datos de los ensayos clínicos muestran que hay que seguir usando el fármaco para mantenerse, y a la mayoría de la gente le funciona mejor la dosis completa. De todas formas, hay casos aparte.

En mi consulta ayudo a algunos pacientes a reducir la dosis hasta dar con aquella que les permite mantenerse de la manera que les resulte más conveniente. Existen varias razones para ello. Una reducción de la dosis ayuda a gestionar los costes para los que se pagan el tratamiento de su bolsillo. Hay pacientes que experimentan efectos secundarios leves y se encuentran mejor con una dosis más baja. En otros casos, sobre todo con la tirzepatida, los pacientes necesitan bajar la dosis para dejar de adelgazar. En todos los casos, les tranquiliza saber que, si vuelven a engordar o si la eficacia disminuye, se puede volver a subir la dosis.

Un subgrupo pequeño de pacientes (alrededor del 10 %) puede dejar de usar por completo los fármacos. Lo que estos pacientes suelen tener en común es un estilo de vida muy activo que incluye el entrenamiento de fuerza. También pertenecen a esta categoría las personas que no han tenido sobrepeso crónico desde la infancia, sino que engordaron a consecuencia de un episodio médico como un parto o una lesión, o porque usaron una medicación que les hizo engordar como efecto secundario. Incluso dentro de este grupo seguimos supervisando el peso a lo largo del tiempo y volvemos a la medicación si los pacientes engordan de nuevo.

Una de las complicaciones de la reducción de la dosis es que, mientras no haya estudios sobre estrategias de mantenimiento, necesitarás a un profesional supervisándote para controlarla. Y quienes sigan el tratamiento con el médico de cabecera o un especialista que tenga mucho volumen de pacientes quizá no reciban el nivel de atención necesario para un ajuste fino. En esos casos puede que lo mejor sea continuar con una dosis fija.

El otro reto con las dosis de la fase de mantenimiento es que aún no tenemos estudios sobre lo que mejor funciona. Con ellos, podríamos averiguar si, por ejemplo, una estrategia de dosis cada 10 días funciona mejor que una cantidad similar una vez a la semana. Pero, por el momento, no lo sabemos. La experimentación lenta es la única manera de dilucidar lo que le funciona mejor a cada paciente. Con el tiempo se realizarán estudios, aunque poco a poco, pues parece que las empresas que fabrican estos fármacos tienen pocos incentivos para realizar ensayos clínicos.

¿Tengo que adelgazar más?

Hay varias opciones. Si has usado liraglutida o semaglutida, puedes pedirle al profesional que te lleve el tratamiento que te cambie a tirzepatida, que te permitirá pasar a una dosis mayor e iniciar una nueva fase de adelgazamiento.

Revisa los hábitos básicos y las bases de la alimentación del método SoWell. El mero hecho de volver a registrar los alimentos y planificar semanalmente la comida suele bastar para iniciar una segunda fase de adelgazamiento. Revisa los registros y comprueba si hay cambios cómodos que puedas hacer para que tu forma de comer se ajuste mejor a las bases.

Por último, examina tu nivel de actividad. Puedes añadir más movimiento o aumentar la intensidad de las actividades actuales, siempre con la precaución de que todo cambio que hagas debe ser moderado y sostenible en el tiempo. Hacer ejercicio con riesgo de lesionarte o agotarte no va a servirte de nada a largo plazo.

¿He adoptado un estilo de vida activo?

El peso saludable casi siempre requiere actividad física. Es muy difícil ser sedentario y estar sano, sobre todo a medida que se envejece. Incluso para quienes usen los análogos del GLP-1, la forma física desempeña un papel esencial en el mantenimiento del nuevo peso y el envejecimiento saludable. Si aún no has puesto en práctica los consejos del capítulo 9, ponte a ello.

¿He identificado otras cuestiones relacionadas con el peso que necesite abordar?

Reducir la compulsión física por la comida suele poner de manifiesto potentes impulsos emocionales que subyacen en nuestra relación con ella. Del mismo modo, los cambios que se producen en el cuerpo al adelgazar pueden hacer aflorar sentimientos, miedos y deseos inesperados. Si te ha ocurrido algo semejante, plantéate trabajar estas emociones con un terapeuta para abordar el lado emocional del proceso.

Navegar por lo desconocido

La mayoría de mis pacientes mantienen el peso que han alcanzado con facilidad, sobre todo si comparan la experiencia con otros intentos anteriores de adelgazar. Han tenido un año para reconfigurar el cerebro y convertir en rutina los nuevos hábitos y bases. Además, se apoyan en los análogos del GLP-1. Se sienten estupendamente y se han acostumbrado a un nuevo estilo de vida que les funciona. Siguen pesándose a diario y no se encuentran con grandes sorpresas en la báscula.

Pero de repente..., cuando llevan entre seis meses y un año manteniendo un peso estable, ocurre algo. Uno de esos acontecimientos que la vida siempre nos reserva y que nos plantan ante lo desconocido. Puede tratarse de algo positivo, como un ascenso en el trabajo o un cambio de casa, o de algo negativo, como la pérdida de un ser querido o una enfermedad. Sea cual sea el signo del acontecimiento, nos sumerge en el estrés de los cambios rápidos. Es en estos periodos de inestabilidad cuando más probabilidades hay de que volvamos a engordar. Sí, incluso aunque estemos usando los análogos del GLP-1.

No podemos impedir que ocurran cambios, pero sí **aprender a identificar las señales de advertencia** que indican que está peligrando el mantenimiento del peso alcanzado, y así tomar medidas y, si es necesario, pedir ayuda.

Estar vigilante para ver las señales de advertencia

Mi paciente Beth había perdido 34 kilos a lo largo de un periodo de dos años y mantuvo ese peso con facilidad durante otros dos años. Venía a verme cada tres meses y siempre me traía por escrito un registro del peso diario.

Entonces, en una visita, me dijo que llevaba dos meses sin pesarse.

Señal de advertencia 1: Dejas de pesarte a diario

Beth, que estaba iniciando la cuarentena, me explicó que se habían producido dos novedades importantes en su vida desde la última cita. A las pocas semanas de empezar con un trabajo nuevo, había cambiado también a una nueva píldora anticonceptiva, a instancias del médico, para aliviar el síndrome premenstrual, de intensidad creciente. El cambio la tenía estresada porque el médico le había advertido que, con la nueva píldora, tenía probabilidades de engordar, a pesar de lo cual Beth sabía que necesitaba dar prioridad a su salud mental.

Con la nueva píldora, engordó enseguida 3,5 kilos. En aquel punto, le pareció «razonable» dejar de pesarse a diario; ya tenía suficiente estrés y no quería que la cifra de la báscula la disgustara más. Empezó a tratar de calibrar el peso por cómo le sentaba la ropa, lo que la llevó a sufrir más estrés porque, al notar los pantalones apretados, creyó que había engordado aún más.

Durante nuestra cita, accedió a pesarse y averiguó que no había engordado más después de los 3,5 kilos iniciales, lo que le alivió la ansiedad, que había aumentado significativamente en las últimas semanas. Cuando le indiqué con sutileza que dejar de pesarse había sido una respuesta al estrés, más que una manera sensata de gestionar el efecto de la nueva medicación, Beth estuvo de acuerdo. «Ahora me parece obvio, pero necesitaba que alguien me lo dijera —afirmó—. La información ayuda de verdad». Resultaba claro que la nueva medicación le había arrebatado la sensación de control y había permitido que volviese a aflorar una relación emocional con la báscula.

Juntas decidimos aumentar la dosis temporalmente para ayudarla a perder los 3,5 kilos, y Beth optó por que las consultas fueran mensuales hasta que recuperase sus hábitos y la salud. También le sugerí que hablara de nuestra conversación en su cita de terapia semanal.

Pasos que debemos dar cuando vemos la señal de advertencia 1: La ayuda profesional es fabulosa si la tienes, pero hay pasos muy efectivos que puedes dar tú solo. Si empiezas a saltarte lo de pesarte todos los días, usa el diario para explorar los motivos prácticos o emocionales que te están impidiendo hacer las cosas que han demostrado que te funcionaban. Repasa el capítulo 7, sobre las bases mentales. Y si has dejado de pesarte por completo, habla del problema con alguien cercano en quien confíes que te pueda ayudar a retomar el hábito.

Señal de advertencia 2: No compras la medicación o retrasas la inyección

Mi paciente Fred vino después de recuperar 4,5 kilos. Me dijo que había estado demasiado ocupado para inyectarse y que había «sacado los pies del tiesto». Ahondamos un poco y me contó que se había muerto la madre de su mujer. Había pasado seis semanas cuidando solo de su hija preadolescente mientras su mujer atendía a su madre en el hospital de cuidados paliativos. Para empeorar las cosas, era su mujer la que siempre se encargaba de los asuntos médicos y las recetas.

Otra paciente dejó de inyectarse dos veces. La primera vez durante un periodo estresante en el trabajo, y la segunda durante una mudanza. Las razones que me detalló fueron de carácter práctico: que no había encontrado una farmacia aún en la nueva ciudad y que estaba demasiado liada con compromisos laborales. Pero subyaciendo bajo esas razones, había una historia de trauma en la infancia que le complicaba la gestión del estrés emocional.

Pasos que debemos dar cuando vemos la señal de advertencia 2: A veces, las épocas agitadas crean barreras prácticas reales para estar pendiente de las recetas. Facilítate el proceso lo más posible. Quizá puedas organizar que te envíen la medicación de manera periódica a casa o localizar una farmacia que esté abierta 12 o 24 horas. También puedes ponerte un recordatorio en el calendario unos días antes de necesitar más dosis, de manera que tengas tiempo de planificar y te asegures de no acabar saltándote ninguna.

Cuando la barrera es emocional, llega el momento de volver a repasar tus porqués. Acude a amigos y consejeros. Si no has tenido a una persona cercana que haya seguido contigo el proceso, puedes buscarla ahora. También es recomendable pedir cita con tu médico para hablar del asunto.

Señal de advertencia 3: No estás comiendo bien

Si te encuentras de repente excediéndote con tu comida favorita para sentirte mejor después de meses sin acordarte de ella, sabrás que algo está pasando.

Mi paciente Mark llevaba más de dos años manteniendo el peso tras haber adelgazado 23 kilos, y seguía inyectándose la dosis completa de Wegovy, cuando engordó rápidamente 2,5 kilos. Durante un periodo de mucho estrés en el trabajo, a la vez que cuidaba de su perro enfermo, había dejado de usar su servicio de comida a domicilio o de ir a comprar al súper. Esto le pasa mucho a la gente, incluso aunque tengan automatizadas las comidas con algún servicio. Cuando el cerebro se sobrecarga, puede parecernos demasiado hasta elegir de entre una lista de opciones o leer los correos del servicio de comidas.

Como tenía el frigorífico vacío, Mark empezó a acudir a menudo al área de aperitivos de la oficina y a comprar comida rápida de camino a casa. La primera vez que ocurrió, se dio cuenta y retomó el registro de alimentos del programa SoWell. Pero, al cabo de tres días anotando que tomaba comida basura, se sintió culpable, dejó el registro y acudió aún más a alimentación poco sana.

En momentos de dolor, pena y estrés, suelen darse estas recaídas. Queremos que el caos de fuera se refleje en un caos interno. Acéptalo, no lo juzgues. Así te resultará mucho más fácil retomar el curso rápidamente y recuperar la estabilidad. Afortunadamente, Mark no había dejado de pesarse y el aumento de 2,5 kilos le sirvió de toque de atención, de manera que se puso a aplicar las bases y los hábitos básicos del programa. Estuvo varias semanas haciendo las mismas comidas centradas en proteínas para no tener que tomar muchas decisiones ni pensar mucho en la alimentación.

Pasos que debemos dar cuando vemos la señal de advertencia 3: Retoma los hábitos básicos y las bases de la alimentación del programa. Elige algunas recetas sanas favoritas y presta especial atención a la planificación semanal de comidas. Cuanto más planifiques, menos probabilidades habrá de que te dejes llevar por impulsos emocionales a la hora de elegir la comida.

Señal de advertencia 4: Quieres saltarte la medicación para irte de vacaciones o celebrar un acontecimiento importante

Si estás pensando en saltarte la medicación durante una semana o dos para «darlo todo» en unas vacaciones o un fin de semana de boda, piensa que se trata de una señal de advertencia que suele reflejar antiguos patrones de conducta de restricción-restricción-atracón. Lo que sucede a menudo es que, si planificamos un «descanso breve», acaba convirtiéndose en uno largo y engordamos.

Pasos que debemos dar cuando vemos la señal de advertencia 4: Reescribe el discurso cognitivo que te dice que pasarte con la comida y la bebida es la única manera de disfrutar de verdad de unas vacaciones. Es posible disfrutar de ambas cosas en unas vacaciones, con moderación. Presta atención a las actividades de viaje que más placer te dan, tanto si se trata de relajarte con la familia como de explorar una nueva ciudad, practicar nuevos deportes o disfrutar del entorno natural. Si te parece que tus vacaciones van a ser «aburridas» si no bebes mucho, ¡repiénsalas!

Para mantenerte anclado en lo saludable, mete una báscula en el equipaje junto con el cepillo de dientes: hábitos diarios fáciles y frescos, ¿recuerdas? Cuando mis pacientes siguen este consejo, al volver a casa me dicen cosas como: «No me lo puedo creer. ¡Nunca me lo había pasado mejor!», o: «¡Esta es la primera vez que he vuelto de unas vacaciones sintiendo que de verdad he descansado y he recargado las pilas!».

LISTA DE COMPROBACIÓN:
CUANDO LAS COSAS SE VAN DE LAS MANOS

Cuando las rutinas se tropiezan con el caos y empiezan a sonar las alarmas, necesitas estructura. Apóyate en las bases y los hábitos. Para no abrumarte, sigue a diario esta lista de comprobación:

- Pesarte.
- Comer entre 20 y 40 gramos de proteínas por comida.
- Registrar los alimentos y las emociones.
- Leer y repetirte tus «porqués».

Cómo gestionar las interrupciones planeadas y no planeadas de la medicación

Si tienes que someterte a un procedimiento médico que requiera anestesia, la recomendación de la Asociación Norteamericana de Anestesiología es dejar los análogos del GLP-1 siete días antes de la operación.[1] Sin esta pausa, se teme que, aunque el paciente haya guardado el preceptivo ayuno desde la medianoche del día anterior, el efecto de retrasar el vaciado gástrico que tiene la medicación pueda dar lugar a que quede comida en el estómago cuando vaya a realizarse la operación, especialmente si se ha administrado la inyección en las 72 horas anteriores a la cirugía.

A pesar de esta recomendación, he tenido pacientes a quienes médicos desinformados les han dicho que pausen la medicación hasta cuatro semanas antes, algo que trastocaría el tratamiento por completo. Si te dicen que dejes la medicación más de una semana, pídele al médico que te recetó los análogos del GLP-1 que ponga al día al equipo de anestesiología sobre las recomendaciones actuales. Para realizar la pausa de siete días, te recomiendo que adelantes o atrases la administración del fármaco uno o dos días semanalmente antes de la operación para reducir lo más que puedas la interrupción del tratamiento.

En algún momento quizá tengas que afrontar una interrupción más larga. Hay distintos motivos que podrían llevarte a perder el acceso a la medicación, como tu propia economía, los cambios en la cobertura de los seguros privados o del sistema público de salud, la escasez de suministros, etc. Las mujeres embarazadas o en periodo de lactancia también deberán dejar el tratamiento. Aunque estas interrupciones asusten un poco, hay opciones.

Ir reduciendo la dosis. Al cuerpo le viene mejor dejar poco a poco la medicación. Mientras ajustas la dosis, puedes organizarte la dieta y centrarte mucho en los ejercicios de fuerza que te ayuden a mantenerte mientras estás sin la medicación. Si te la pagas de tu bolsillo, pregúntale a tu médico cómo puedes hacer para que te dure más tiempo.

Probar otra medicación para el control del peso. Los análogos del GLP-1 son los mejores, pero no los únicos. Otros fármacos como Qsymia o Contrave, o incluso un estabilizador del azúcar como la metformina, pueden ayudarte a mantenerte durante una interrupción. Habla con tu médico de las distintas opciones.

Pasarse a una dieta muy baja en carbohidratos. Aunque la mayoría de la gente no seguirá un régimen tan restrictivo a largo plazo, es una opción excelente en las interrupciones a corto plazo, como embarazos u otros casos. Al quitarte los carbohidratos, reducirás el hambre y el azúcar en sangre se mantendrá estable, que son precisamente los efectos de los análogos del GLP-1.

CUARTA PARTE

Recetas y salir a comer fuera

11

Comidas sencillas y fáciles para cuando no tengas ganas de comer

Durante los primeros cuatro a ocho meses del tratamiento con los análogos del GLP-1, deja a un lado los libros de cocina gourmet, pero no los tires. Si cocinar forma una parte importante de tu vida, ya te volverá el deseo de experimentar. En cuanto a la comida, este primer periodo girará en torno a la sencillez. (Recuerda apoyarte en las bases de la alimentación de mi método).

He aquí las cuatro estrategias que usamos en SoWell para ayudar a los pacientes a superar esos meses durante los que no tienen mucho interés en comer, y menos aún en cocinar.

Estrategia 1: Elige tres

No vas a querer pasar mucho tiempo pensando en comer, así que, cuando hagas la planificación semanal de comidas, elige tres recetas de cada tipo de comida (desayuno, comida y cena) y repítelas hasta que te hartes de ellas. Luego escoge otras tres. Es mucho más probable que comas si no tienes que tomar decisiones.

Estrategia 2: Una cosa de muchas maneras

Compra o prepara un ingrediente básico preferido de proteínas que puedas guardar en la nevera toda la semana y conviértelo en varias comidas. Mi favorito personal son las tiras de pollo, que verás en la receta de ensalada de pollo con salsa búfalo de la página 235, pero también las uso en sopas y otras ensaladas, y para burritos. Son increíblemente versátiles. Tu básico de proteínas favorito podría ser una ensalada cremosa (tipo ensalada de huevo, de atún o de pollo), o también podrías llenar un recipiente de salsa de tomate con carne picada para comerla un día con requesón por encima o servirla con un poco de pasta o patatas otro día. En el cuadro de la página 217, verás una lista fabulosa de ideas para poner en práctica esta estrategia.

Estrategia 3: Comida reconfortante pero con proteínas

Cuando realmente no te entra nada, la comida que recuerda a aperitivos o postres tiende a seguir resultando algo apetecible, así que elige versiones saludables y altas en proteínas de este tipo de alimento. No constituirán la columna vertebral de tu epicúrea vida a largo plazo, pero, para estos inicios del tratamiento, son fáciles de hacer y pueden sacarte del atolladero.

Si mezclas proteína en polvo, yogur griego, queso fresco y fruta, crearás una variedad ilimitada de comidas llenas de proteínas y personalizadas a tu gusto. Los preparados instantáneos de pudin sin azúcar o con endulzantes alternativos pueden resultar aún más «reconfortantes», pero, si quieres evitar los productos procesados, combina simplemente queso fresco o yogur griego con frutos del bosque, nueces, canela y una piza de extracto de vainilla. Si necesitas más proteína, añade una cucharada de proteína en polvo. Estos preparados pueden hacerse aún más apetitosos con tropezones;

prueba a añadir almendras troceadas, semillas de chía, de calabaza o de cáñamo, frutos del bosque, plátano y/o coco rallado sin azúcar.

En cuanto a los lácteos, siempre recomiendo la versión entera porque está menos procesada y es más nutritiva. Pero si prefieres el sabor de las versiones descremadas o te resulta más fácil digerirlas, adelante.

Estrategia 4: El caldo de huesos

Si estás combatiendo las náuseas y no tienes apetito ninguno, prueba el caldo de huesos. Tiene 12 gramos de proteína por taza, así que al menos estarás tomando algo nutritivo y te mantendrás hidratado. Asegúrate de comprar **caldo de huesos**, no caldo de carne ordinario, que no es igual de nutritivo. Puedes hacerlo casero, pero necesita un mínimo de 12 horas de cocción. Es posible acelerar el proceso con una olla a presión, pero te recomiendo que compres un poco para tenerlo a mano (la comodidad es importante en los primeros días). Las sopas son siempre una opción reconfortante y genial para toda la familia (puedes servírselas a los niños con pan y mantequilla de acompañamiento, para que a ellos les llenen más).

PROTEÍNAS SIN TENER QUE COCINAR
COMPRADAS EN EL SÚPER Y LISTAS PARA COMBINAR Y COMER

TIENES		PUEDES HACER
Pollo asado	→	Ensaladas, sándwiches, pollo en tiras
Ensaladas cremosas de pollo, atún, huevo, etc.	→	Almuerzos para llevar como ensaladas, sándwiches y burritos
Tiras de cerdo, pollo, carnitas	→	Ensaladas, tacos, pokes con arroz de coliflor

TIENES		PUEDES HACER
Gambas cocidas	→	Cóctel de gambas, salteados, tacos, gambas al ajillo
Embutido de pavo, jamón cocido, queso, salami	→	Sándwiches, ensaladas, tablas de embutidos
Huevos cocidos	→	Ensaladas, sándwiches, huevos rellenos
Tofu al horno/adobado	→	Platos al horno con verduras, salteados, ensaladas
Queso feta y de cabra	→	Ensaladas, huevos, platos al horno con tomates, espárragos y brécol
Queso fresco	→	Preparados dulces, para untar; huevos revueltos
Yogur	→	Solo o con frutos del bosque
Salmón o bacalao ahumado	→	Ensaladas, burritos, sobre galletas saladas con semillas
Salchichas y albóndigas	→	Con salsa de tomate, requesón y mozzarella para platos tipo lasaña

Recetas de SoWell

Todas las recetas incluidas aquí proporcionan como mínimo 20 gramos de proteína por ración. Son fáciles de hacer y están concebidas para resultar apetitosas y digestibles en las primeras fases del tratamiento con los análogos del GLP-1, pero las puede comer y disfrutar cualquiera y en cualquier momento.

BATIDOS

Las combinaciones para los batidos llenos de proteínas son ilimitadas y puedes hacer uso de la siguiente composición:

1 taza de agua, leche o alternativa a la leche

+

1 porción de proteína en polvo

+

½ taza de yogur griego
(también puedes usar queso fresco o tofu sedoso)

+

½ taza de fruta fresca o congelada (opcional)

+

½ taza de hortalizas frescas o congeladas,
como espinacas, calabacín o coliflor (opcional)

+

1 taza de cubitos de hielo (opcional)

+

1 cucharada de mantequilla de cacahuete
o de semillas de chía o de lino (opcional)

+

½ o 1 cucharadita de canela, vainilla o cacao en polvo (opcional)

Esta composición básica dará lugar a un batido con aproximadamente 40 o 50 gramos de proteína, en función de tu elección de leche. Pon todos los ingredientes en una batidora, bate hasta alcanzar una consistencia cremosa, vierte en un vaso y ¡a disfrutar!

A continuación detallo algunas de nuestras combinaciones de sabores favoritas. Cada receta es para 1 ración y proporciona aproximadamente 40-50 gramos de proteína, en función de qué líquido elijas.

De mantequilla de cacahuete

1 taza de agua o de leche
1 porción de proteína en polvo de vainilla
½ taza de yogur griego o queso fresco
½ taza de frutos del bosque congelados
1 taza de cubitos de hielo
1 cucharada de mantequilla de cacahuete
1 cucharada de semillas de chía

Selva (pitahaya + espinacas)

1 taza de agua o de leche
1 porción de proteína en polvo de vainilla
½ taza de yogur griego o queso fresco
½ taza de pitahaya (fruta del dragón) troceada y congelada
½ taza de espinacas congeladas
1 taza de cubitos de hielo

De plátano y canela

1 taza de agua o de leche
1 porción de proteína en polvo de vainilla
½ taza de yogur griego o queso fresco
1 plátano pequeño
1 taza de cubitos de hielo
1 cucharada de semillas de chía
½ cucharadita de canela

De chocolate y calabacín

1 taza de agua o de leche
1 porción de proteína en polvo de chocolate

½ taza de yogur griego o queso fresco
½ taza de calabacín congelado
1 taza de cubitos de hielo
1 cucharada de semillas de chía
1 cucharada de cacao en polvo (opcional, para dar más sabor)

HUEVOS Y DESAYUNOS

Los huevos y los alimentos propios del desayuno vienen muy bien en los inicios del proceso de adelgazamiento con los análogos del GLP-1, pues aportan una base de proteína fácil y apetecible. Estos «desayunos» pueden servir perfectamente de comida en cualquier momento del día.

Bocaditos cremosos de huevo y queso fresco

Para 4 personas (12 bocaditos en total)

Puedes personalizar la receta añadiendo ¼ de taza de cualquiera de las siguientes guarniciones antes de cocinarlos: beicon a la plancha troceado, salchicha, espinacas, tomate, cebolla o pimiento morrón.

Se pueden guardar ya hechos en un recipiente hermético hasta 5 días y recalentarse en el microondas.

6 huevos
1 taza de queso fresco (4 %)
½ taza del queso rallado de tu elección
¼ de taza de harina de almendra

Precalienta el horno a 150 °C. Engrasa un molde de magdalenas antiadherente (me gusta usar espray de aceite de aguacate para cocinar). Pon agua a hervir y luego viértela en una bandeja de hornear de 23 × 33 cm hasta llenarla a la mitad. Con cuidado, pon la bandeja en la balda inferior del horno. (Así crearás vapor en el horno y los huevos te quedarán esponjosos).

En la batidora, mezcla los huevos, el queso fresco, el queso rallado y la harina de almendra. Bate hasta conseguir una consistencia fluida. Vierte la mezcla de huevo uniformemente en el molde de magdalenas, llenando cada hueco unas tres cuartas partes. Si añades guarnición, espolvoréala por encima y, con una cuchara, empújala levemente para que se introduzca un poco en la mezcla de huevo (de modo que el huevo solo la cubra).

Pon el molde de magdalenas en la balda del centro del horno y hornea entre 20 y 25 minutos hasta que el huevo esté hecho. Deja enfriar unos 5 minutos y luego saca con cuidado los bocaditos de los moldes.

Pastel de salchicha, huevo y espinacas

Para unas 8 personas

450 g de salchichas
2 tazas de espinacas frescas troceadas
3 tomates roma troceados
6 cebolletas troceadas
10 huevos
½ taza del queso rallado de tu elección (opcional)
½ cucharadita de ajo molido
Sal y pimienta al gusto

Precalienta el horno a 175 °C. Engrasa ligeramente una bandeja de hornear de 33 × 20 cm. Dora las salchichas en una sartén a fuego medio, desmenuzándolas, hasta que estén hechas del todo. Añade las espinacas, los tomates y la cebolla. Remueve y deja que se hagan unos dos minutos, hasta que se ablanden. Vierte la mezcla de carne y hortalizas en la bandeja de hornear.

En un cuenco, casca los 10 huevos y bate bien. Incorpora el queso rallado, si lo vas a usar, y luego vierte la mezcla de huevo sobre la de carne y hortalizas en la bandeja de hornear.

Hornea entre 25 y 30 minutos hasta que cuaje el huevo.

Gachas de avena altas en proteína

Para 1 persona

Las gachas, que son sabrosas y tienen mucha fibra, son aún más saciantes si se les añade proteína en polvo. Espolvorea semillas de chía, almendra en láminas o frutos del bosque para aportar más sabor.

½ taza de copos de avena
1 taza de agua o leche (de cualquier tipo)
1 porción de proteína en polvo de vainilla

En un cazo pequeño, pon a hervir agua o leche. Añade los copos de avena, baja el fuego a medio y remueve de vez en cuando. Cuando la avena haya espesado (lo normal es que tarde unos 5 minutos), aparta el cazo del fuego e incorpora la proteína en polvo.

Tortitas de proteína

Para 2 personas

No saben exactamente igual que las tortitas tradicionales. De hecho, saben incluso mejor y no te entra la flojera ni el hambre 20 minutos después de comerlas.

¾ de taza de harina de almendra

½ taza de queso fresco

2 huevos grandes

1 cucharadita de extracto de vainilla

1 cucharadita de levadura en polvo

1 cucharadita de mantequilla o aceite

En una batidora, combina los ingredientes hasta obtener una consistencia fluida. Precalienta una sartén a fuego medio. Engrásala ligeramente con mantequilla o aceite. Vierte aproximadamente ¼ de masa por tortita en la sartén; en 2 o 3 minutos verás ya hechos los bordes. Dale la vuelta a la tortita para que se haga entre 1 o 2 minutos por el otro lado.

PÚDINES

Para las dos variaciones altas en proteínas que detallamos a continuación, combina los ingredientes en un cuenco de tamaño mediano hasta que estén completamente mezclados y luego cúbrelo. Deja que se asiente la mezcla en el frigorífico durante 30 minutos antes de disfrutar de ella.

Cada receta es para 1 ración.

Pudin de vainilla

½ paquete de preparado instantáneo de vainilla sin azúcar

1 taza de leche (de la variedad que elijas)

1 porción de proteína en polvo de vainilla

Pudin de yogur con chocolate

$^{2}/_{3}$ de yogur griego
1 porción de proteína en polvo de chocolate

BÁSICOS CON PROTEÍNAS PARA PREPARAR COMIDAS

Pollo en tiras

Para 4 personas

Esta es mi proteína favorita para preparar comidas porque se puede utilizar de muchas maneras (ensaladas, sándwiches, sopas), además de para aumentar el contenido de proteína en casi cualquier plato. 450 g de pechuga de pollo equivalen a unas tres tazas de tiras de pollo.

450 g de pechuga de pollo deshuesada y sin piel
2 cucharadas de aceite de oliva
Sal y pimienta al gusto
1-2 tazas de caldo de pollo o agua

Sazona el pollo con sal y pimienta. Calienta el aceite de oliva a fuego medio en una sartén mediana. Añade el pollo y deja que se haga 5 minutos; luego dale la vuelta para que se haga otros 5 minutos por el otro lado. Añade el caldo de pollo. Cuando hierva ligeramente, tapa la sartén y baja el fuego al mínimo.

Déjalo en el fuego entre 8 y 10 minutos o hasta que el pollo esté hecho del todo. Cuando se haya enfriado un poco, méchalo valiéndote de dos tenedores.

Guarda las tiras de pollo en un recipiente hermético en el frigorífico o en el congelador.

Caldo de huesos

Para 8-10 personas

El caldo de huesos se puede hacer con huesos de distintos animales, pero, para simplificarlo, esta receta se basa en huesos de vaca con tuétano. Si usas otros tipos de hueso, céntrate en los que tengan mucho cartílago, tejido y tuétano, ya que producen una gelatina rica en proteínas gracias a la que este tipo de caldos son de lo más nutritivo. La receta es básica, pero puedes darle un toque creativo sazonándola como prefieras. A mí me gustan las especias picantes, como la mezcla de cinco especias chinas y el jengibre. Si tienes olla a presión, puedes acelerar la preparación del caldo: cuatro horas a fuego vivo y luego esperar a que baje la presión sola, sin enfriar la olla con agua.

1,5-2 kg de huesos de vaca con tuétano
1 cebolla partida por la mitad
1 cabeza de ajo cortada en cuartos
1 zanahoria troceada
3 o 4 tallos de apio
8 o 10 tazas de agua (o suficiente para cubrir los huesos)
Sal y pimienta al gusto

Precalienta el horno para asar; luego dispón los huesos en una bandeja de hornear grande. Hornea los huesos en la balda del centro unos 5 minutos; luego dales la vuelta para que se horneen otros 5 minutos por el otro lado o hasta que se doren.

Con unas pinzas, saca los huesos e introdúcelos en la olla de cocción lenta. Luego añade la cebolla, el ajo, la zanahoria, el apio y el agua. Cuece a fuego lento al menos 12 horas o hasta un máximo de 24. (Cuanto más tiempo de cocción, más enriquecido te quedará el caldo). Deja enfriar y luego pasa el caldo por un colador fino. Retira la capa de grasa que se forme en la parte superior al enfriar.

Congela el caldo en cubiteras, que guardarás en bolsas de plástico con cremallera. Cuando necesites un aperitivo, puedes sacar unos pocos cubitos, ponerlos en una taza y meterla en el microondas. En el frigorífico se puede conservar hasta tres días.

Tiras de cerdo hechas con cocción lenta

Para 6-8 personas

Los sabores a ahumado y tomate recuerdan a la tradicional tinga de cerdo (sin las patatas y el chorizo). El solomillo de cerdo se hace relativamente rápido y te permite ampliar la receta con facilidad. Las tiras de cerdo están ricas en tacos, burritos, ensaladas y pokes. Sírvelas con tu aderezo favorito, como nata agria, queso rallado, cebolleta en vinagre, lechuga troceada, pico de gallo, cilantro fresco o jalapeños frescos o en vinagre.

- 2 cucharadas de aceite de oliva
- 1 cebolla mediana
- 3-5 ajos picados finos
- 1 cucharadita de sal de mesa
- 1 cucharadita de comino molido
- 1 cucharadita de orégano seco
- ½ cucharadita de pimentón ahumado
- 1 taza de tomate triturado o de tomates troceados
- 1 chipotle de lata en salsa de adobo, troceado (o, si no se quiere tan picante, 1 o 2 cucharadas de salsa de adobo)
- 1 kg de solomillo de cerdo (2 solomillos cortados por la mitad)
- 2 hojas de laurel

En una sartén mediana, calienta el aceite de oliva a fuego medio. Añade la cebolla y el ajo y póchalos entre 3 y 5 minutos, hasta que la cebolla empiece a ablandarse. Incorpora la sal, el comino, el orégano y el pimentón, y mantenlo al fuego otros 3 minutos, hasta que las especias desprendan aroma. Incorpora el tomate triturado y el chipotle.

Pasa la salsa a una olla de cocción lenta. Añade el cerdo y las hojas de laurel a la mezcla. Tapa la olla y deja que se haga a fuego lento entre 3 y 4 horas, hasta que la carne esté tierna.

Extrae de la salsa la carne y pásala a una superficie de trabajo. Méchala valiéndote de dos tenedores y luego vuelve a ponerla en la olla de cocción lenta y remuévela con la salsa. Cuece a fuego lento entre 5 y 10 minutos antes de servir.

SOPAS Y GUISOS

Guiso de lentejas picante

Para 6 personas

Hasta la gente que no se crio comiendo lentejas adopta enseguida como alimento reconfortante este plato de textura tierna, sabroso, saciante y lleno de proteína y fibra.

1 cucharada de aceite de oliva
¼ de taza de cebolla troceada
5 dientes de ajo picados
1 taza de apio troceado
1 cucharada de pasta de tomate
4 tazas del caldo de tu elección (o caldo de huesos para obtener proteína extra)
1½ tazas de lentejas pardas o rojas secas
1 cucharadita de pimentón
½ cucharadita de curri en polvo

¼ de cucharadita de comino molido
½-1 taza de espinacas troceadas
Sal y pimienta negra

Calienta aceite a fuego medio en una olla. Añade la cebolla y póchala 5 minutos. Añade el ajo y el apio y pocha 10 minutos más, removiendo de vez en cuando. Incorpora la pasta de tomate y luego el caldo. Añade las lentejas y sube el fuego a vivo. Salpimienta. Cuando hierva suavemente, tapa y deja al fuego 20 minutos. Incorpora el pimentón, el curri y el comino en polvo. Añade las espinacas, espera 5 minutos, luego sirve y ¡a disfrutar!

Sopa con tortilla de trigo

Para 4 personas

¡A mi familia le encanta esta receta! Todo el mundo se sirve de una selección de aderezos como cilantro troceado, dados de aguacate, queso rallado, nata agria o yogur griego, además de las tiras de tortilla de trigo. Puedes combinar todos los aderezos que quieras en el plato.

2 cucharadas de aceite de oliva
1 cebolla blanca o amarilla troceada
3 dientes de ajo troceados
¼ de cucharadita de comino
½ cucharadita de guindilla en polvo
4 tazas de caldo de pollo
1 lata (400 g) de tomates troceados (lo ideal es que sean asados y con chiles verdes)
2 tazas de pollo en tiras (véase la receta del apartado «Básicos con proteínas para preparar comidas» en la página 225)

1 lata (450 g) de judías negras (opcional)

1 taza de maíz congelado (opcional)

Calienta el aceite de oliva en una olla grande a fuego medio. Añade el ajo y la cebolla y póchalos unos 5 minutos. Incorpora el comino y la guindilla en polvo, y deja que se hagan 1 minuto o 2 más. Añade el tomate troceado y el caldo de pollo, y lleva a ebullición.

Reduce el fuego, tapa y deja hervir a fuego lento 30 minutos.

Con un cacillo, pasa con cuidado la sopa caliente a una batidora y tritura hasta obtener una consistencia fluida (también puedes introducir una batidora de mano en la olla).

Vierte la sopa de nuevo en la olla, incorpora las judías negras, el maíz y las tiras de pollo. Añade los aderezos que prefieras.

Sopa de pollo de 20 minutos

Para 4 personas

Aunque me gusta la sopa de pollo hecha desde cero, esta versión constituye una manera sabrosa y nutritiva de obtener proteína y verdura en un muy poco tiempo.

2 cucharadas de aceite de oliva

1 cebolla amarilla o blanca troceada fina

3 dientes de ajo picados

2 zanahorias peladas y cortadas en dados

2 tallos de apio en dados

6 tazas de caldo de pollo (o de caldo de huesos si se quiere proteína extra)

2 tazas de tiras de pollo (véase la receta del apartado «Básicos con proteínas para preparar comidas» en la página 225)

2 cucharaditas de perejil seco

½ cucharadita de orégano seco

½ cucharadita de cilantro seco
Sal y pimienta el gusto
Perejil fresco picado (para adornar)

Calienta el aceite a fuego medio en una olla grande. Añade la cebolla, la zanahoria y el apio y sofríe entre 3 y 5 minutos, hasta que se ablanden. Añade el ajo y sofríe otro minuto. Incorpora el perejil, el orégano y el cilantro secos. Vierte el caldo de pollo.

Lleva a ebullición y luego reduce el fuego para que hierva a fuego lento. Incorpora las tiras de pollo y deja cocer otros 15 minutos. Salpimienta al gusto y adorna con perejil fresco.

Sopa de lasaña

Para 7 personas

Esta versión de lasaña convencerá incluso a quienes dicen que la sopa no es comida. Resulta saciante y, aunque comparte con la receta clásica el sabor, no tiene tantas probabilidades de causarte dolor de estómago.

2 cucharadas de mantequilla sin sal
1 cebolla mediana troceada
2 dientes de ajo picados
Sal marina y pimienta negra recién molida
450 g de ternera picada
4 tazas de caldo de ternera
2½ tazas de salsa marinara
½ taza de nata para montar
½ taza de requesón y un poco más para servir
½ taza de queso parmesano rallado
¼ de taza de albahaca fresca troceada

En una olla grande, funde la mantequilla a fuego medio-lento. Añade la cebolla, el ajo y una pizca de sal y pimienta. Pocha hasta que la cebolla esté traslúcida, entre 5 y 8 minutos. Sube el fuego a medio-alto e incorpora la carne picada. Sofríe entre 7 y 10 minutos hasta que la carne se dore, removiendo. Retira de la olla el exceso de grasa.

Incorpora el caldo y la marinara y lleva a ebullición. Añade la nata y el requesón. Reduce el fuego para que hierva suavemente entre 30 y 45 minutos. Prueba y sazona con sal y pimienta. Sirve en cuencos, aderezado con albahaca, queso parmesano rallado y más requesón.

Chile de pavo picado

Para 8 personas

¿A quién no le gusta cenar chile? Tanto los niños como los adultos disfrutan eligiendo sus propios aderezos, así que no te limites a lo señalado en la receta. Pruébalo con rábano picado, lechuga troceada, cilantro, jalapeños en vinagre o cebolla. La creatividad, las preferencias personales y lo que tengas en la nevera serán tus mejores guías.

- 1 cucharada de aceite de oliva
- 1 cebolla grande picada
- 1 pimiento morrón rojo troceado
- 2 dientes de ajo picados
- 1 kg de carne de pavo picada
- 1 lata (800 g) de tomates troceados, incluido el jugo
- 1½ tazas de caldo de ternera (o el caldo que prefieras)
- 3 cucharadas de pasta de tomate
- 2 cucharadas de aderezo para tacos
- 1 cucharadita de sal de mesa
- ¾ de cucharadita de pimienta negra

- ½ cucharadita de chile en polvo
- 110 g de queso cheddar rallado, para servir
- 220 g de nata agria o yogur griego natural, para servir
- ½ taza de perejil fresco picado, para servir

En una sartén antiadherente, calienta el aceite de oliva a fuego medio. Añade la cebolla, el pimiento y el ajo, y póchalos 1 o 2 minutos, hasta que desprendan aroma. Aumenta el fuego a vivo, incorpora el pavo picado y dóralo, removiendo, durante unos 8 minutos.

Añade los tomates, el caldo, la pasta de tomate, el aderezo para tacos, la sal, la pimienta negra y el chile en polvo, y baja el fuego a lento. Tapa y deja que hierva suavemente entre 1½ y 2 horas, hasta que espese. Prueba y ajusta de sal y pimienta.

Sírvelo en platos con aderezo de queso cheddar, nata agria y perejil.

ENSALADAS

Me encantan las ensaladas ligadas como las de huevo o de pollo, que se pueden guardar en un recipiente para luego elaborar platos con alto contenido de proteínas. Incorpóralas a ensaladas basadas en lechuga o a burritos bajos en carbohidratos, aunque a veces la mejor opción es comerlas solas.

Ensalada de huevo

Para 2-3 personas

- 8 huevos cocidos y pelados
- ½ taza de mayonesa
- 1 cucharada de mostaza de Dijon

2 cucharadas de eneldo fresco picado
Sal y pimienta al gusto

Trocea los huevos cocidos y colócalos en un cuenco grande. Añade mayonesa, mostaza y eneldo. Salpimienta al gusto.

Ensalada de pollo con mostaza y miel

Para 4 personas

½ taza de yogur griego (2 % o superior)
¼ de taza de mayonesa
1 cucharada de miel
2 cucharadas de mostaza de Dijon
3 tazas de pollo en tiras
2 tallos de apio troceados
¼ de cebolla blanca picada
Sal y pimienta al gusto

En un cuenco pequeño, mezcla el yogur griego, la mayonesa, la miel y la mostaza de Dijon. En un cuenco grande, mezcla el pollo, el apio y la cebolla. Incorpora el contenido del cuenco pequeño al grande y mezcla bien. Salpimienta al gusto.

Ensalada del chef

Para 1 persona

Esta ensalada clásica es siempre un placer comerla. Si lo prefieres, puedes omitir el vinagre y el aceite y usar otro aderezo.

½ o 1 lechuga romana troceada
1 loncha de beicon hecha y troceada

½ aguacate de tamaño mediano troceado
100 g de pechuga de pollo cocida y troceada
30 g de queso cheddar rallado
1 huevo grande cocido y picado
Sal y pimienta al gusto
1 cucharada de aceite de oliva
1 cucharada de vinagre de manzana

Pon la lechuga en un cuenco de ensalada grande. Añade el beicon, el aguacate, el pollo, el queso y el huevo. Salpimienta al gusto. Adereza con aceite de oliva y vinagre y ¡a disfrutar!

Ensalada de pollo con salsa búfalo de la doctora Sowa

Para 1 persona

No es un plato gourmet ni mucho menos, pero tiene muchísimo sabor y a mí me da energía para un montón de horas. Guardo en la nevera tiras de pollo ya hechas y un tarro de cebolletas en vinagre para tener siempre esta opción a mano como una comida de última hora. Podría comer esta ensalada todos los días sin problema (¡y a veces lo hago!). La combinación de crujiente y caliente convierte la aburrida ensalada de pollo en algo distinto que me satisface y sacia a la vez.

85-110 g de pechuga de pollo a la plancha, troceada
1-3 cucharadas de salsa búfalo (al gusto)
30 g de queso feta desmenuzado
Cebolletas en vinagre
1 taza de rodajas de pepino
½ taza de tomates troceados

En un cuenco grande, combina el pollo, la salsa búfalo, el queso feta, las cebolletas en vinagre, el pepino y los tomates.

Ensalada de tacos

Para 4 personas

La ensalada de tacos es otro plato habitual en mi casa: colorido, apetecible y fácil de adaptar al hambre que se tenga y la fibra que se pueda digerir. Como siempre, siéntete libre para usar otros aderezos, como cilantro picado, rábanos o maíz.

450 g de ternera picada
½ paquete (35 g) de condimento para tacos
¾ de taza de agua
2 tazas de lechuga troceada
½ aguacate cortado en rodajas
2 cucharadas de cebolla roja picada
½ lima
½ taza del queso rallado de tu elección
¼ de taza de nata agria

Calienta un poco de aceite en una sartén a fuego medio-alto. Añade la ternera picada y saltéala entre 7 y 10 minutos hasta que se dore. Incorpora el condimento para tacos y el agua, y deja que hierva a fuego lento 5 minutos o hasta que la mayor parte del agua se haya absorbido.

Dispón la lechuga, el aguacate y la cebolla en cada plato de servir. Rocía con el zumo de lima. Adereza con la mezcla de carne, queso y nata agria, y sirve.

COMIDAS PARA TODA LA FAMILIA

Muslos de pollo caprese al horno

Para 4 personas

Esta versión de la clásica combinación de mozzarella, albahaca y tomate es tan simple y sencilla de hacer como sabrosa, todo gracias al pesto. La mitad del plato corresponde a los elementos horneados y la otra mitad consiste en un acompañamiento de pasta linguine o tipo tallarines. He optado por la burrata, en lugar de la mozzarella, porque me encanta lo cremosa que es y lo fácil que se manipula.

1 cucharada de aceite de oliva
340 g de tomates uva
200 g de pesto
Sal y pimienta negra
8 muslos de pollo con piel (sécalos bien dándoles toquecitos)
225 g de burrata
¼ de taza de parmesano rallado, grana padano o pecorino romano
½ taza de hojas de albahaca frescas
225 g de linguine sin cocer (opcional)

Precalienta el horno a 230 °C. Coloca una balda en el tercio inferior del horno. Engrasa una bandeja de hornear con el aceite de oliva.

Dispón los tomates en un cuenco de tamaño mediano. Añade una cucharada o dos de pesto y una pizca de sal y otra de pimienta, y remueve suavemente para que se mezcle todo bien.

Sazona ligeramente los muslos de pollo con sal y pimienta; disponlos en la bandeja de hornear engrasada con aceite. Reserva la mitad del pesto sobrante para la pasta (si no vas a usar pasta, resérvalo para el acompañamiento). Luego unta el pollo con el resto del pesto, sin olvidarte de hacerlo también por debajo de la piel (levantándola, introduciendo un poco de pesto por debajo y luego presionando la piel). Coloca el pollo en la bandeja con la piel hacia arriba y ásalo 15 minutos.

Saca la bandeja del horno y añade los tomates, distribuyéndolos alrededor del pollo. Vuelve a meter la bandeja en el horno y asa entre 17 y 20 minutos, hasta que la piel del pollo se dore y se ponga crujiente y la carne esté hecha (debería alcanzar una temperatura interna de 74 °C).

Saca la bandeja del horno. Si hay mucho líquido en ella, vierte un poco inclinando levemente la bandeja. Esparce la burrata sobre el pollo y los tomates, espolvoréalo con el queso rallado y reparte las hojas de albahaca por encima.

Si lo deseas, pon a hervir una olla con agua y cuece la pasta conforme se indique en el paquete. Escurre el agua y adereza los linguine con el pesto que hayas reservado.

Sirve la pasta junto con el pollo y los tomates.

Salmón con salsa de cacahuete y jengibre, acompañado de ensalada de pepino machacado

Para 4 personas

Este plato superrápido (solo necesita 15 minutos de horno) y fácil tiene también un toque de elegancia gracias a la ensalada de pepino y aguacate con la que se acompaña.

4 filetes de salmón con piel
Aceite de oliva
Sal y pimienta negra
6 pepinos persas (minis)
1 aguacate

- 3-4 cucharadas de salsa de soja baja en sal
- 1-2 cucharadas de aceite de sésamo tostado
- El zumo de 1 lima
- Salsa de jengibre y cacahuete (se explica la receta más abajo)
- Jalapeños en rodajas finas para acompañar (opcional)

Precalienta el horno a 220 °C. Forra una bandeja de hornear con papel de horno o de aluminio.

Dispón los filetes de salmón en la bandeja y frótalos con aceite de oliva. Espolvorea un poco de sal y pimienta en cada filete. Hornéalos hasta que queden hechos (lo normal son 7 minutos por cada 1,3 cm de grosor del filete; unos 15 minutos para un filete de 2,5 cm de grosor).

Mientras tanto, machaca suavemente los pepinos (te puedes servir de un rodillo de amasar) y luego córtalos o pártelos en trozos pequeños y disponlos en un cuenco de servir. Corta el aguacate en trozos pequeños e incorpóralo al cuenco. Añade la salsa de soja, el aceite de sésamo, el zumo de lima y una pizca de sal, y dale vueltas a la ensalada. Pruébala y ajusta de sal si es necesario.

Rocía el salmón al horno con la salsa de cacahuete y jengibre, esparce por encima los jalapeños, si lo deseas, y sirve acompañado de la ensalada de pepino y aguacate.

Salsa de cacahuete y jengibre

Para 1 taza aproximadamente

- ½ taza de mantequilla de cacahuete sin azúcar añadido
- 3 cucharadas de vinagre de arroz
- 3 cucharadas de zumo de lima recién exprimido
- 2-3 cucharadas de salsa de soja
- 1 cucharada de aceite de sésamo tostado

1 cucharada de sriracha (salsa picante de origen tailandés) o una pizca de copos de guindilla roja seca
½-1 diente de ajo pequeño, rallado
1-2 cucharadas de jengibre fresco rallado
¼ de cucharadita de sal de mesa (se puede ajustar si es necesario)
Agua o leche de coco (opcional)

En un cuenco mediano, bate la mantequilla de cacahuete, el vinagre, el zumo de lima, la salsa de soja, el aceite de sésamo, la sriracha, el ajo, el jengibre y la sal hasta alcanzar una consistencia fluida. En caso de que la salsa quede demasiado espesa, dilúyela con un poco de agua o leche de coco, si lo deseas. Pruébala y ajusta de sal. Si no la vas a utilizar inmediatamente, pásala a un recipiente hermético y guárdala en el frigorífico, donde se conservará hasta 1semana, o en el congelador, hasta 2 meses. Si la tienes congelada, ponla a descongelar por la noche en el frigorífico antes de usarla al día siguiente.

Gambas mediterráneas (o tofu)

Para 2 personas

Esta receta hiperrápida e increíblemente sabrosa se puede ampliar cuando se tienen invitados o reducir a la mitad si vas a cenar solo. Guarda las gambas en el congelador para tenerlas a mano en cualquier momento. Para descongelarlas, colócalas en un cuenco grande con agua fría y déjalas entre 5 y 10 minutos; luego escúrrelas, vuelve a llenar el cuenco de agua fría y déjalas otros 2 o 3 minutos. Si alguna se queda medio congelada, pásala por el agua fría hasta que acabe de descongelarse. Sécalas dándoles golpecitos y empieza a preparar el plato. Sirve sobre arroz de coliflor o palmitos machacados. Opta por el tofu y omite el queso de cabra si quieres hacer un plato vegano.

2 cucharadas de aceite de oliva
1 diente de ajo picado
Una pizca de copos de guindilla roja seca
¼ de taza de aceitunas sin hueso troceadas (del tipo que prefieras)
1 cucharada de alcaparras
340 g de gambas peladas o 340 g de tofu extrafirme cortado en dados o en forma rectangular
Sal y pimienta
½-¾ de taza de tomates frescos troceados
¼ de taza de queso de cabra desmenuzado para aderezar (opcional)
Hierbas aromáticas frescas troceadas, como perejil o cebollino, para aderezar (opcional)
Arroz de coliflor o quinoa cocida para servir

En una sartén de tamaño mediano, mezcla el aceite de oliva, el ajo y los copos de guindilla roja seca. Cocina a fuego medio-lento hasta que el ajo suelte aroma, alrededor de 1 minuto. Añade las aceitunas y las alcaparras, y sofríelas 1 minuto. Sazona las gambas con un poco de sal y pimienta e incorpóralas a la sartén tratando de que no se monten unas sobre otras. Añade los tomates y sofríe entre 3 y 4 minutos. Luego dales la vuelta a las gambas para que se hagan del todo, unos 3 o 4 minutos.

Pasa el contenido de la sartén a un plato de servir y aderézalo con el queso de cabra y las hierbas, si lo deseas. Sirve con arroz de coliflor o quinoa.

12

Una guía para salir a comer fuera

Las bases de la alimentación del programa SoWell son la clave para que adoptes hábitos saludables cuando estés de viaje, tanto si se trata de comer en restaurantes buenos como en los más informales o en cadenas de restauración, aeropuertos y hoteles. Vayas donde vayas, puedes encontrar opciones que cumplan con la recomendación de comer proteína primero, sobre todo si haces un poco de trabajo preliminar. La planificación es el factor clave para alcanzar el objetivo de comer bien cuando no estés en casa.

Comidas en restaurantes

El objetivo es poder abrir un menú y encontrar algo que te resulte apropiado sea cual sea el tipo de restaurante en el que te encuentres. Si tus favoritos han sido siempre la pasta y el risotto, plantéate como una aventura explorar la otra parte de los menús, donde se encuentran el pescado a la plancha, las chuletas de cerdo, los bistecs y el pollo asado. Si no localizas ningún plato principal que te pueda valer, busca entre los entrantes y los primeros platos. Verás que constituirán una comida excelente cuando no tengas mucho apetito. Y si el plato viene con guarnición rica en almidón, no te cortes de probarla, pero, como siempre, la proteína primero, para asegurarte de que satisfaces tus necesidades nutricionales. He aquí algunos platos aconsejables y sabrosos que encontrarás en muchas cartas de restaurantes:

- Brochetas de pollo (muy populares en aplicaciones de comida a domicilio; son una opción excelente para comer).
- Ensaladas, como la César (mejor que lleve pollo a la plancha, en vez de empanado).
- Tortillas de huevo y huevos revueltos con acompañamiento de verdura o fruta.
- Hamburguesas (mejor sin el pan) con todos los aderezos; y si viene con patatas fritas, pídela con ensalada.
- En restaurantes indios: el pollo, la ternera, las gambas y el salmón tandoori son opciones excelentes si no tienes el estómago listo para salsas pesadas o dulces; los preparan a la parrilla y suelen servirlos con especias suaves; otra opción es el saag paneer (espinacas y queso indio).
- Restaurantes de sushi: sashimi y otros tipos de sushi; sopa de miso; edamame.
- Restaurantes chinos: pollo o ternera con brécol; mapo tofu. La mayoría de los restaurantes chinos de comida para llevar tienen una sección de platos de carne y verduras al vapor, con salsas para acompañar. Puedes acompañar con arroz de guarnición, o hacerte al vapor arroz de coliflor si quieres evitar por completo los carbohidratos con alto contenido en almidón.
- Restaurantes de Oriente Próximo: kebabs, ensalada, berenjena, humus.

- Restaurantes griegos: ensalada; salsas con base de yogur, como el tzatziki; cordero, pescado y pollo a la parrilla.
- Restaurantes italianos: pide platos como la ensalada César o los antipasti, las albóndigas y los rollatini de berenjena, o también puedes pedir pizza y dejar en el plato la parte del borde. De todas formas, si estás en un restaurante de primera y/o en Italia, disfruta del plato al completo y ya volverás al plan de SoWell al día siguiente.

Comida informal y comida rápida

Para escoger platos que te ayuden a cumplir la recomendación de comer proteína primero, echa un vistazo a la información nutricional, si la hay, y elige las opciones en las que el valor proteínico supere el de carbohidratos.

Hoy en día, la mayoría de las cadenas de restaurantes y tiendas de comestibles ofrecen platos que pueden satisfacer esta recomendación.

En muchos sitios de comida rápida puedes personalizar el plato, lo que te permitirá evitar los alimentos que te generen efectos secundarios. Entre los ingredientes para hacer *bowls* o pokes suele haber muchas opciones con proteína.

En las cafeterías, los cafés con leche entera son opciones nutritivas, sobre todo si les añades tu colágeno en polvo favorito para obtener un chute de proteína. Piensa también en platos que lleven huevo o queso y en sándwiches o *wraps* bajos en carbohidratos.

En las tiendas tipo 7-Eleven, busca huevos cocidos, palitos de carne y queso, yogur griego o barras y batidos de proteínas.

En los viajes

Los viajes presentan sus propios retos, pero, con algo de preparación, no es difícil mantener la alimentación del programa SoWell. Mi paciente Selena realiza con frecuencia viajes de negocios de dos semanas de duración que la llevan por todo Estados Unidos. Cuando averigua dónde va a alojarse, llama y se asegura de que va a tener un frigorífico en la habitación. Si no hay uno ya, les dice que lo necesita por motivos médicos, y nunca ha habido ningún hotel que no haya satisfecho su petición. En todos los viajes se lleva su botella para mezclar proteínas en polvo, un surtido de barras de proteínas y palitos de carne y queso, y a veces incluso las sobras de la última comida que se haya cocinado en casa. Cuando llega, va a una tienda de alimentación o hace un pedido online para tener yogur griego y otros de sus alimentos favoritos en la nevera.

Con estos pocos preparativos, Selena pudo viajar sin problema durante el periodo de ajuste de la dosis, y hoy sigue haciéndolo sin incomodidades ni mucha interrupción de su rutina habitual. En los restaurantes, escoge un entrante que lleve proteína y come primero ese ingrediente. Así de simple. Cuando le es posible, comprueba el menú con antelación y planifica lo que va a pedir.

LISTA DE PREPARACIÓN PARA LOS VIAJES

- Llama al hotel y pide que pongan un frigorífico pequeño en tu habitación.
- Mete en la maleta un surtido de tus aperitivos básicos y favoritos.
- Cuando llegues, ve a una tienda de alimentación o haz un pedido online.

Conclusión

Mientras escribía este libro, una paciente que había perdido 27 kilos me dio las gracias por la ayuda que yo le había prestado en su proceso. Fue un momento muy emotivo. Había acudido a mí convencida de que le sería imposible adelgazar. Desde luego, recuerdo que en su primera visita estaba muy malhumorada. Pero lo cierto es que se decidió a venir a mi consulta porque los problemas de salud que padecía la habían convencido de que tenía que intentarlo una última vez. Y ahí estaba un tiempo después: feliz con su logro, sintiéndose mejor de lo que nunca había imaginado.

Se le salían las lágrimas cuando expresaba el alivio que experimentaba por que la obesidad no fuera a hacerle padecer los problemas de salud que habían sufrido su madre y su abuela al final de su vida. Entonces recordó que yo le había hablado de las dolencias de mis propias abuelas y del papel que habían desempeñado en mi decisión de dedicarme a esta especialidad médica. «Tus abuelas estarían tan orgullosas… —me dijo—. Ojalá hubieras podido ser su médica y estos fármacos hubieran estado disponibles en aquel momento».

A mí también me gustaría que así hubiera sido. Me siento muy agradecida de formar parte de una nueva era de la medicina en la que los conocimientos sobre la biología humana han avanzado tanto —y el estigma del peso— como para liberarnos de la idea de que siempre que las personas engordan se trata de un fracaso personal.

Los análogos del GLP-1 se encuentran aún en pañales. Hay en desarrollo versiones aún más efectivas de estos fármacos con base hormonal, incluidas versiones orales, que tendrán un efecto enorme en el acceso a esta medicación y en su coste. Tú formas parte de esta revolución de la medicina. No podemos cambiar el pasado, pero esperamos poder cambiar el futuro.

Hoy, los prejuicios sobre el peso siguen afectándonos a todos y haciendo que muchas personas tengan muy difícil embarcarse en procesos saludables. Espero que cada uno de los lectores de este libro se considere un líder, no solo en una revolución médica como esta, sino también en una revolución social.

Muestra al mundo el método SoWell:

Considerando los análogos del GLP-1 no como un tratamiento que está de moda, sino como una herramienta útil para propiciar en el estilo de vida cambios leves y graduales que den lugar a hábitos saludables y sostenibles a lo largo del tiempo.

Disfrutando de tu cuerpo con cualquier talla y tomando decisiones sobre tu salud y tu peso basadas en evidencias científicas.

Practicando una moderación saludable sin obsesionarte ni restringirte de manera punitiva.

Desarrollando un estilo de vida gozoso y activo que encaje con tu cuerpo y tus preferencias.

Celebrando tu buena salud como un medio que conduce a un fin: vivir una vida larga y feliz que te permita estar fuerte para acompañar a las personas que más te importan.

¡Te deseo lo mejor en tu proceso!

Búscame online (@alexandrasowamd) y únete a la revolución entrando a formar parte de la comunidad SoWell:

Apéndice A

Controlador de la alimentación, el estilo de vida y los efectos emocionales y físicos

Este registro puede ayudarte a hacer el seguimiento de cómo y cuándo comes y de qué relación tiene con tus emociones. Haz copias, si lo deseas, para varios días.

Encontrarás una versión descargable o digital, en inglés, al escanear este QR.

Escala del hambre + registro de alimentos

FECHA: ________________ ☐ LU ☐ MA ☐ MI ☐ JU ☐ VI ☐ SÁ ☐ DO

TIEMPO	HAMBRE (1-10)*	LO QUE COMÍ Y/O BEBÍ	SACIEDAD (1-10)*	NOTAS (HECHOS Y/O SENTIMIENTOS)

* Escala del hambre/saciedad | Lo ideal es empezar a comer cuando el hambre esté entre el 3 y el 3,5, y parar de comer en el 5.

1	2	3	4	5	6	7	8	9	10
Muerto de hambre, débil, mareado	Con mucha hambre, baja energía, el estómago ruge mucho	Un poco de hambre, el estómago ruge un poco	Empezando a sentir un poco de hambre	Satisfecho; ni hambriento ni lleno	Un poco lleno; saciedad placentera	Molestia leve	Sensación de estar atiborrado	Molestia aguda; duele el estómago	Tan atiborrado que te sientes enfermo

Apéndice B

Planificador de comidas

Al comienzo del día (o la noche anterior), planifica tus objetivos para las siguientes categorías y crea un plan de contingencia con el nombre de «Plan de 24 horas».

Al final del día, en una hoja nueva:

1. **Evalúa el día.**
2. **Crea un nuevo plan para el día siguiente.**

Trata de permanecer en la neutralidad emocional al crear y evaluar el plan (por ejemplo, no te castigues si no ha ido todo según lo previsto).

Encontrarás una versión descargable o digital, en inglés, al escanear este QR.	

Plan de comidas diarias y evaluación

HOJA DE TRABAJO

PLAN DE 24 HORAS

DESAYUNO	COMIDA	CENA

APERITIVOS	EJERCICIOS / GESTIÓN DEL ESTRÉS	AGUA

Una palabra para describir cómo me siento en relación con el plan:

Qué me propongo hacer si el plan se vuelve demasiado difícil o se me va de las manos:

EVALUACIÓN 24 HORAS

¿Qué salió bien hoy?	¿Qué podría haber salido mejor?	¿Qué haré mejor mañana?

Apéndice C

Kit de herramientas de entrenamiento cognitivo-conductual

Encontrarás una versión descargable o digital, en inglés, al escanear este QR.

HECHO: ¿Qué ocurrió? ¿Cuál fue el pensamiento que lo desencadenó?

↓

CREENCIA/PENSAMIENTO NEGATIVO: ¿Qué te dijiste y cuál fue la causa?

↓

SENTIMIENTO/EMOCIÓN: ¿Cómo te sentiste? ¿Qué sentiste?

↓

ACTO/CONDUCTA: ¿A qué conducta dio lugar?

↓

CONSECUENCIA: ¿Cuál fue el resultado de ese acto?

Reconfigurar pensamientos:

¿Qué puedes decirte en ocasiones como estas en el futuro? Si vuelves a tener este pensamiento negativo, ¿cómo puedes reconfigurar de manera intencionada ese pensamiento negativo?

Apéndice D

Guía de alimentación baja en carbohidratos

La alimentación baja en carbohidratos puede intimidar un poco al principio, pero es una opción excelente para los usuarios de los análogos del GLP-1 que no estén adelgazando o adelgacen demasiado despacio. En casos de disfunción metabólica, como diabetes tipo 2 o SOP, este tipo de alimentación puede ayudar a acelerar el proceso de curación. Para las personas que tengan un sistema digestivo muy sensible, como quienes padecen el síndrome del intestino irritable, hinchazón o la enfermedad de Crohn, comer pocos carbohidratos puede ser muy transformador y permitirles lograr lo que no hayan conseguido con años y años de acudir a gastroenterólogos.

En esta guía encontrarás un resumen del enfoque del método SoWell respecto de la alimentación baja en carbohidratos. Mantén la mente abierta y acuérdate de conservar la neutralidad emocional. No seas perfeccionista. ¡La meta es el progreso, no la perfección!

¿QUÉ COMER PARA SEGUIR UNA DIETA BAJA EN CARBOHIDRATOS?

20 gramos totales de carbohidratos al día

COMIDAS PRINCIPALES: DIARIAMENTE			
	Comida	¿Cuánto?	Ejemplo
	Carne, aves de corral, pescado, marisco, huevos, tofu* * ½ taza de tofu contiene 2,3 g de carbohidratos	Cantidad ilimitada (hasta la saciedad)	Ternera, cerdo, pollo, pavo, cordero, pescado, gambas, huevos
	Ensaladas de hoja verde	2 tazas diarias	Lechuga, rúcula, kale, acelgas, repollo, col china
	Vegetales bajos en almidón	1 taza diaria (la medida es para las hortalizas sin cocinar)	Coliflor, calabacín, brécol, coles de Bruselas, pepino, judías verdes, setas, pimientos
	Grasas saludables	A voluntad	Mantequilla, aceite de oliva, aceite de aguacate, mayonesa y aderezos similares

¡LAS VERDURAS TAMBIÉN TIENEN CARBOHIDRATOS!

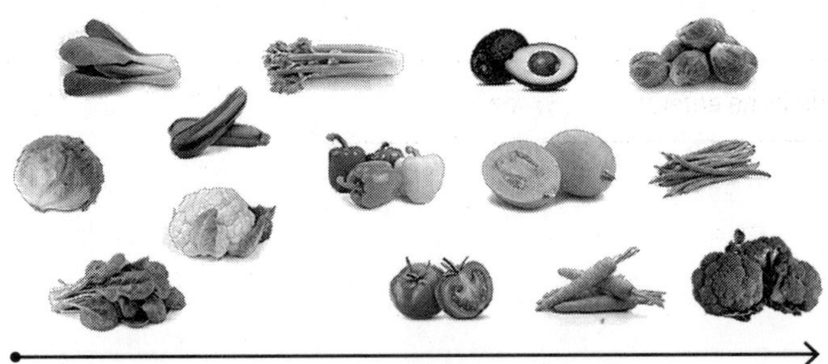

Total de carbohidratos/taza

COMIDAS PRINCIPALES: ADICIONAL		
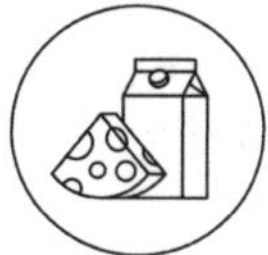 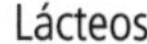 Lácteos	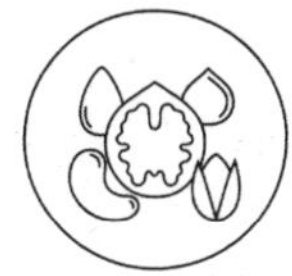 Frutos secos y semillas*	 Frutos del bosque*

*Come lo mínimo para acelerar el adelgazamiento

COMIDAS PRINCIPALES: LÁCTEOS		
Producto lácteo	**¿Cuánto?**	**Total de carbohidratos**
Nata	2 cucharadas/día	1 g
Queso (curado, como el gruyer o el cheddar, o menos curado y más tierno, como el brie, el azul, la mozzarella, el feta o el de cabra, según el gusto)	115 g/día (28 g = 1 loncha de queso o 1 dado de 2,5 cm)	0,5-4 g
Queso fresco (4 % de leche)	½ taza	3 g
Requesón (de leche entera)	½ taza	3,5 g
Yogur (de leche entera)	½ taza	2-5 g

COMIDAS PRINCIPALES: FRUTOS DEL BOSQUE	
Frutos del bosque	**Total de carbohidratos por ¼ de taza**
Fresas / troceadas	3,25 g
Moras / enteras	3,5 g
Frambuesas / enteras	3,75 g
Arándanos azules / enteros	5,25 g

COMIDAS PRINCIPALES: FRUTOS SECOS Y SEMILLAS	
Frutos secos	**Total de carbohidratos por ¼ de taza**
Nueces de Brasil y de macadamia, pacanas	4 g
Piñones	4,5 g
Avellanas	5 g
Cacahuetes	6 g
Almendras	7 g
Anacardos, castañas	+ de 25 g
Semillas	**Total de carbohidratos**
Semillas de girasol	2 g (por ¼ de taza)
Semillas de lino	2 g (por cucharada)
Semillas de chía	5 g (por cucharada)

¿Cómo sabrás si lo estás haciendo bien?

- ✓ Adelgazas
- ✓ Te sientes genial
- ✓ Una prueba de cetonas en la orina o la sangre te lo podría confirmar

Simplifica y sé amable contigo.

Agradecimientos

En el otoño de 2023 tuve un encuentro por Zoom con mi amiga Ellis McCue, CEO de Territory Foods, sobre el emocionante panorama en constante evolución de la medicina de la obesidad. Le hablé sobre los excelentes resultados que estábamos teniendo con los pacientes del método SoWell, y ella me dijo en términos taxativos: «Tienes que escribir un libro para difundir lo que haces».

El momento y la oportunidad no habrían podido ser peores: yo estaba embarazada de tres meses de mi cuarto hijo, me encontraba inmersa en el lanzamiento de un producto de gran envergadura y, a la vez, llevaba mi consulta médica.

Pero mi amiga tenía razón. Esa noche empecé a sentar las bases de *La revolución Ozempic*. Ellis, gracias por haber sido siempre tan generosa con tu tiempo y tu talento y concebir la idea de esta obra incluso antes que yo.

Este libro no habría sido posible sin dos grupos muy importantes de personas: mis pacientes y mi familia. A todos mis pacientes, pero especialmente a aquellos que me contaron sus historias para el libro: gracias por depositar en mí vuestra confianza e inspirarme cada día. Hoy soy mejor médica gracias a vosotros.

Gracias a mi marido y mejor amigo, Peter McPartland Jr., por animarme siempre a soñar más alto mientras hemos ido formando juntos nuestra bella familia. No habría podido elegir mejor compañero de vida (y ahora de trabajo). Hoy soy mejor persona gracias a ti.

A mis padres, David y Karen Sowa, que nunca pusieron límites a lo que yo imaginaba que podría ser o conseguir. Desde los diez años soñaba con escribir; gracias por ayudarme a adquirir los conocimientos, la confianza y las habilidades lingüísticas necesarias para conseguirlo.

Estoy muy agradecida también a todas las personas que me han ayudado a elaborar el libro: a Stephanie Tade, mi agente literaria, por hacer suya inmediatamente la idea y ser una presencia tranquilizadora y cómplice durante todo el proceso; a Deb Brody, mi editor, por comprender lo muy necesario que es este libro; a los equipos al completo de HarperCollins y Harvest, por su apoyo y su talento, y, por último, a Sara Grace, mi colaboradora en la escritura del libro, que me ayudó a combinar ciencia y ternura: ¡no habría podido hacerlo sin ti!

A todos mis colegas de la especialidad de medicina de la obesidad, pero sobre todo a los doctores Louis Aronne, Melanie Jay y Eric Westman, por enseñarme tanto y de manera tan generosa al principio de mi carrera. Quiero también expresar un enorme agradecimiento a la doctora Carolynn Francavilla, que siempre aboga por otros médicos y que me puso en contacto con la doctora Jesse Richards, cuya mirada experta me permitió suspirar tranquila.

Y, por último, a mi equipo de SoWell: a Kelly Flanagan, por ser mi mano derecha en los últimos tres años; y a Lo Martin, Lizzie Hays, Caralyn Boivin, Kati Roiz y Lorena Gonzalez, por ayudarme a poner en pie la misión de SoWell. ¡Muchas gracias!

Notas

Introducción: Por qué sientes que los médicos te han fallado

1. Custom Market Insights, *U.S. Weight Loss Market 2024-2033*, abril de 2023, <https://www.custommarketinsights.com/report/us-weight-loss-market/>.

2. R. S. Leslie, *et al.*, «Real-World Adherence and Persistence to Glucagon-Like Peptide-1 Receptor Agonists among Non-Diabetic Obese Commercially Insured Adults», Prime Therapeutics, <https://www.primetherapeutics.com/wp-content/uploads/2024/03/4085-C_AMCP_SP24_GLP-1a-Adherence.pdf>.

3. A. Michael Lincoff, *et al.*, «Semaglutide and Cardiovascular Outcomes in Obesity without Diabetes», *New England Journal of Medicine*, vol. 389, n.º 24, 2023, pp. 2221-2232; DOI: 10.1056/NEJMoa2307563.

1. Por qué «Hay que esforzarse más» es un consejo médico terrible

1. Giles S. H. Yeo y Lora K. Heisler, «Unraveling the Brain Regulation of Appetite: Lessons from Genetics», *Nature Neuroscience*, vol. 15, n.º 10, 2012, pp. 1343-1349; DOI: 10.1038/nn.3211.

2. Modificado de Gregory J. Morton, Thomas H. Meek y Michael W. Schwartz, «Neurobiology of Food Intake in Health and Disease», *Nature Reviews Neuroscience*, vol. 15, n.º 6, junio de 2014, pp. 367-378; DOI: 10.1038/nrn3745.

3. Tatiana V. Kirichenko, *et al.*, «The Role of Adipokines in Inflammatory Mechanisms of Obesity», *International Journal of Molecular Sciences*, vol. 23, n.° 23, 29 de noviembre de 2022, p. 14982; DOI: 10.3390/ijms232314982.

4. Milan Obradovic, *et al.*, «Leptin and Obesity: Role and Clinical Implication», *Frontiers in Endocrinology*, vol. 12, 18 de mayo de 2021, p. 585887; DOI: 10.3389/fendo.2021.585887.

5. Ilia N. Karatsoreos, *et al.*, «Food for Thought: Hormonal, Experiential, and Neural Influences on Feeding and Obesity», *Journal of Neuroscience*, vol. 33, n.° 45, 6 de noviembre de 2013, pp. 17610-17616; DOI: 10.1523/JNEUROSCI.3452-13.2013.

6. Priya Sumithran, *et al.*, «Long-Term Persistence of Hormonal Adaptations to Weight Loss», *New England Journal of Medicine*, vol. 365, n.° 17, 2011, pp. 1597-1604; DOI: 10.1056/NEJMoa1105816.

7. Luca Busetto, *et al.*, «Mechanisms of Weight Regain», *European Journal of Internal Medicine*, vol. 93, 2021, pp. 3-7; DOI: 10.1016/j.ejim.2021.01.002.

8. Erin Fothergill, *et al.*, «Persistent Metabolic Adaptation 6 Years After "The Biggest Loser" Competition», *Obesity* (Silver Spring, Maryland), vol. 24, n.° 8, 2016: 1612-1619; DOI: 10.1002/oby.21538.

9. Albert J. Stunkard, *et al.*, «The Body-Mass Index of Twins Who Have Been Reared Apart», *New England Journal of Medicine*, vol. 322, n.° 21, 1990, pp. 1483-1487; DOI: 10.1056/NEJM199005243222102.

10. Albert J. Stunkard, *et al.*, «An Adoption Study of Human Obesity», *New England Journal of Medicine*, vol. 314, n.° 4, 1986, pp. 193-198; DOI: 10.1056/NEJM198601233140401.

11. Jessica Duis y Merlin G. Butler, «Syndromic and Nonsyndromic Obesity: Underlying Genetic Causes in Humans», *Advanced Biology*, vol. 6, n.° 10, octubre de 2022, e2101154; DOI: 10.1002/adbi.202101154.

12. C. M. Hales, *et al.*, «Prevalence of Obesity and Severe Obesity Among Adults: United States, 2017-2018», NCHS Data Brief, n.° 360, Hyattsville, Maryland, National Center for Health Statistics, 2020; Cynthia L. Ogden y Margaret D. Carroll, «Prevalence of Overweight, Obesity, and Extreme Obesity Among Adults: United States, Trends 1960-1962 Through 2007-2008», Division of Health and Nutrition Examination Surveys.

13. Elizabeth Blackburn, *The Telomere Effect: A Revolutionary Approach to Living Younger, Healthier, Longer*, Hachette, Nueva York, 2017, p. 6. [Hay trad. cast.: *La solución de los telómeros: Aprende a vivir sano y feliz*, Aguilar, Madrid, 2017].

14. C. D. Fryar, *et al.*, «Prevalence of Overweight, Obesity, and Severe Obesity Among Adults Aged 20 and Over: United States, 1960-1962 Through 2017-2018», NCHS Health E-Stats, 2020.

15. John G. Kral, *et al.*, «Large Maternal Weight Loss from Obesity Surgery Prevents Transmission of Obesity to Children Who Were Followed for 2 to 18 Years», *Pediatrics*, vol. 118, n.° 6, 2006, e1644-e1649; DOI: 10.1542/peds.2006-1379.

16. Zachary J. Ward, *et al.*, «Projected U.S. State-Level Prevalence of Adult Obesity and Severe Obesity», *New England Journal of Medicine*, vol. 381, n.° 25, 2019, pp. 2440-2450; DOI: 10.1056/NEJMsa1909301.

2. Los análogos del GLP-1 revierten la obesidad, acaban con las dietas de efecto rebote y te protegen de las enfermedades

1. Joana Araújo, *et al.*, «Prevalence of Optimal Metabolic Health in American Adults: National Health and Nutrition Examination Survey 2009-2016», *Metabolic Syndrome and Related Disorders*, vol. 17, n.° 1, 2019, pp. 46-52; DOI: 10.1089/met.2018.0105.

2. Julio Rosenstock, *et al.*, «Efficacy and Safety of a Novel Dual GIP and GLP-1 Receptor Agonist Tirzepatide in Patients with Type 2 Diabetes (SURPASS-1): A Double-Blind, Randomised, Phase 3 Trial», *Lancet* (Londres, Inglaterra), vol. 398, n.° 10295, 2021, pp. 143-155; DOI: 10.1016/S0140-6736(21)01324-6.

3. Anita Slomski, «Obesity Is Now the Top Modifiable Dementia Risk Factor in the US», *JAMA*, vol. 328, n.° 1, 2022, p. 10; DOI: 10.1001/jama.2022.11058.

4. William Wang, *et al.*, «Associations of Semaglutide with Incidence and Recurrence of Alcohol Use Disorder in Real-World Population», *Nature Communications*, vol. 15, n.° 1, 28 de mayo de 2024, p. 4548; DOI: 10.1038/s41467-024-48780-6.

5. Jeanna Vazquez, «Clinical Trial Studying Possible New Treatment Option for Patients with NAFLD», UC San Diego Health, 23 de agosto de 2023, <https://health.ucsd.edu/news/press-releases/2023-08-23-clinical-trial-studying-possible-new-treatment-option-for-patients-with-nafld/>.

6. Vlado Perkovic, *et al.*, «Effects of Semaglutide on Chronic Kidney Di-

sease in Patients with Type 2 Diabetes», *New England Journal of Medicine*, vol. 391, n.º 2, 11 de julio de 2024, pp. 109-121; DOI: 10.1056/NEJMoa 2403347.

7. Atul Malhotra, *et al.*, «Tirzepatide for the Treatment of Obstructive Sleep Apnea: Rationale, Design, and Sample Baseline Characteristics of the SURMOUNT-OSA Phase 3 Trial», *Contemporary Clinical Trials*, vol. 141, junio de 2024, p. 107516; DOI: 10.1016/j.cct.2024.107516.

8. C. H. Nørgaard, *et al.*, «Treatment with Glucagon-Like Peptide-1 Receptor Agonists and Incidence of Dementia: Data from Pooled Double-Blind Randomized Controlled Trials and Nationwide Disease and Prescription Registers», *Alzheimer's & Dementia*, vol. 8, n.º 1, 2022, e12268; DOI: 10.1002/trc2.12268.

3. Cómo es la experiencia con los análogos del GLP-1: preguntas frecuentes

1. Ania M. Jastreboff , *et al.*, «Tirzepatide Once Weekly for the Treatment of Obesity», *New England Journal of Medicine*, vol. 387, n.º 3, 21 de julio de 2022, pp. 205-216; DOI: 10.1056/NEJMoa2206038; John P. H. Wilding, *et al.*, «Once-Weekly Semaglutide in Adults with Overweight or Obesity», *New England Journal of Medicine*, vol. 384, n.º 11, 18 de marzo de 2021, pp. 989-1002; DOI: 10.1056/NEJMoa2032183.

2. Melanie J. Davies, *et al.*, «Efficacy of Liraglutide for Weight Loss Among Patients with Type 2 Diabetes: The SCALE Diabetes Randomized Clinical Trial», *JAMA*, vol. 314, n.º 7, 18 de agosto de 2015, pp. 687-699; DOI: 10.1001/jama.2015.9676.

3. Jastreboff, *et al.*, *op. cit.*

4. W. Timothy Garvey, *et al.*, «Tirzepatide Once Weekly for the Treatment of Obesity in People with Type 2 Diabetes (SURMOUNT-2): A Double-Blind, Randomised, Multicentre, Placebo Controlled, Phase 3 Trial», *Lancet*, vol. 402, n.º 10402, 19 de agosto de 2023, pp. 613-626; DOI: 0.1016/S0140-6736(23)01200-X.

5. Wilding, *et al.*, *op. cit.*

6. Melanie Davies, *et al.*, «Semaglutide 2.4 mg Once a Week in Adults with Overweight or Obesity, and Type 2 Diabetes (STEP 2): A Randomised, Double-Blind, Double Dummy, Placebo-Controlled, Phase 3 Trial», *Lancet*,

vol. 397, n.° 10278, 13 de marzo de 2021, pp. 971-984; DOI: 10.1016/S0140-6736(21)00213-0.

7. Mojca Jensterle, *et al.*, «Efficacy of GLP-1 RA Approved for Weight Management in Patients With or Without Diabetes: A Narrative Review», *Advances in Therapy*, vol. 39, n.° 6, 2022, pp. 2452-2467; DOI: 10.1007/s12325-022-02153-x.

8. Orlistat: Jarl S. Torgerson, *et al.*, «XENical in the Prevention of Diabetes in Obese Subjects (XENDOS) Study: A Randomized Study of Orlistat as an Adjunct to Lifestyle Changes for the Prevention of Type 2 Diabetes in Obese Patients», *Diabetes Care*, vol. 27, n.° 1, 2004, pp. 155-161; DOI: 10.2337/diacare.27.1.155.

9. Metformina: R. A. DeFronzo y A. M. Goodman, «Efficacy of Metformin in Patients with Non-Insulin-Dependent Diabetes Mellitus. The Multicenter Metformin Study Group», *New England Journal of Medicine*, vol. 333, n.° 9, 1995, pp. 541-549; DOI: 10.1056/NEJM199508313330902.

10. Naltrexona/bupropión y fentermina/topiromato: Rohan Khera, *et al.*, «Association of Pharmacological Treatments for Obesity with Weight Loss and Adverse Events: A Systematic Review and Meta-Analysis», *JAMA*, vol. 315, n.° 22, 2016, pp. 2424-2434; DOI: 10.1001/jama.2016.7602.

11. Liraglutida: Julie R. Lundgren, *et al.*, «Healthy Weight Loss Maintenance with Exercise, Liraglutide, or Both Combined», *New England Journal of Medicine*, vol. 384, n.° 18, 2021, pp. 1719-1730; DOI: 10.1056/NEJMoa2028198;

12. Semaglutida: John P. H. Wilding, *et al.*, «Once-Weekly Semaglutide in Adults with Overweight or Obesity», *New England Journal of Medicine*, vol. 384, n.° 11, 2021, pp. 989-1002; DOI: 10.1056/NEJMoa2032183.

13. Jastreboff, *et al.*, *op. cit.*

14. Jensterle, *et al.*, «Efficacy of GLP-1 RA Approved for Weight Management in Patients With or Without Diabetes: A Narrative Review».

15. Louis J. Aronne *et al.*, «Continued Treatment with Tirzepatide for Maintenance of Weight Reduction in Adults with Obesity: The SURMOUNT-4 Randomized Clinical Trial», *JAMA*, vol. 331, n.° 1, 2024, pp. 38-48; DOI: 10.1001/jama.2023.24945.

16. Davies, *et al.*, «Semaglutide 2.4 mg Once a Week in Adults with Overweight or Obesity, and Type 2 Diabetes (STEP 2)», *op. cit.*

17. Sean Wharton, *et al.*, «Managing the Gastrointestinal Side Effects of GLP-1 Receptor Agonists in Obesity: Recommendations for Clinical Practi-

ce», *Postgraduate Medicine*, vol. 134, n.º 1, 2022, pp. 14-19; DOI: 10.1080/00325481.2021.2002616.

18. Sean Wharton, *et al.*, «Two-Year Effect of Semaglutide 2.4 mg on Control of Eating in Adults with Overweight/Obesity: STEP 5», *Obesity* (Silver Spring, Maryland), vol. 31, n.º 3, 2023, pp. 703-715; DOI: 10.1002/oby.23673.

19. W. Timothy Garvey, *et al.*, «Two-Year Effects of Semaglutide in Adults with Overweight or Obesity: The STEP 5 Trial», *Nature Medicine*, vol. 28, n.º 10, 2022, pp. 2083-2091; DOI: 10.1038/s41591-022-02026-4; Donna H. Ryan, *et al.*, «Long-Term Weight Loss Effects of Semaglutide in Obesity Without Diabetes in the SELECT Trial», *Nature Medicine*, vol. 30, 13 de mayo de 2024, pp. 2049-2057; DOI: 10.1038/s41591-024-02996-7.

20. Domenica Rubino, *et al.*, «Effect of Continued Weekly Subcutaneous Semaglutide vs Placebo on Weight Loss Maintenance in Adults with Overweight or Obesity: The STEP 4 Randomized Clinical Trial», *JAMA*, vol. 325, n.º 14, 2021, pp. 1414-1425; DOI: 10.1001/jama.2021.3224.

21. *Ibid.*

22. Akua Nuako, *et al.*, «Pharmacologic Treatment of Obesity in Reproductive Aged Women», *Current Obstetrics and Gynecology Reports*, vol. 12, n.º 2, 2023, pp. 138-146; DOI: 10.1007/s13669-023-00350-1.

23. Amy Klein, «An Ozempic Baby Boom Some GLP-1 Users Report Unexpected Pregnancies», *Washington Post*, 5 de abril de 2024, <https://www.washingtonpost.com/wellness/2024/04/05/ozempic-babies-weight-loss-fertility/>.

24. R. L. Weinsier, *et al.*, «Medically Safe Rate of Weight Loss for the Treatment of Obesity: A Guideline Based on Risk of Gallstone Formation», *American Journal of Medicine*, vol. 98, n.º 2, 1995, pp. 115-117; DOI: 10.1016/S0002-9343(99)80394-5.

25. Sang-Yong Son, *et al.*, «Prevention of Gallstones After Bariatric Surgery Using Ursodeoxycholic Acid: A Narrative Review of Literatures», *Journal of Metabolic and Bariatric Surgery*, vol. 11, n.º 2, 2022, pp. 30-38; DOI: 10.17476/jmbs.2022.11.2.30.

26. Vicky Ka Ming Li, *et al.*, «Predictors of Gallstone Formation After Bariatric Surgery: A Multivariate Analysis of Risk Factors Comparing Gastric Bypass, Gastric Banding, and Sleeve Gastrectomy», *Surgical Endoscopy*, vol. 23, n.º 7, 2009, pp. 1640-1644; DOI: 10.1007/s00464-008-0204-6.

27. Liyun He, *et al.*, «Association of Glucagon-Like Peptide-1 Receptor Agonist Use with Risk of Gallbladder and Biliary Diseases: A Systematic

Review and Meta-analysis of Randomized Clinical Trials», *JAMA Internal Medicine*, vol. 182, n.° 5, 2022, pp. 513-519; DOI: 10.1001/jamainternmed.2022.0338.

28. Chuqing Cao, *et al.*, «GLP-1 Receptor Agonists and Pancreatic Safety Concerns in Type 2 Diabetic Patients: Data from Cardiovascular Outcome Trials», *Endocrine*, vol. 68, n.° 3, 2020, pp. 518-525; DOI: 10.1007/s12020-020-02223-6.

29. Rachel Dankner, *et al.*, «Glucagon-Like Peptide-1 Receptor Agonists and Pancreatic Cancer Risk in Patients with Type 2 Diabetes», *JAMA Network Open*, vol. 7, n.° 1, 2 de enero de 2024, p. e2350408; DOI: 10.1001/jamanetworkopen.2023.50408.

30. Garvey, *et al.*, «Two-Year Effects of Semaglutide in Adults with Overweight or Obesity: The STEP 5 Trial», *op. cit.*

31. Aronne, *et al.*, *op. cit.*

32. Mohit Sodhi, *et al.*, «Risk of Gastrointestinal Adverse Events Associated with Glucagon-Like Peptide-1 Receptor Agonists for Weight Loss», *JAMA*, vol. 330, n.° 18, 2023, pp. 1795-1797; DOI: 10.1001/jama.2023.19574.

33. William Wang, *et al.*, «Association of Semaglutide with Risk of Suicidal Ideation in a Real-World Cohort», *Nature Medicine*, vol. 30, n.° 1, 2024, pp. 168-176; DOI: 10.1038/s41591-023-02672-2.

4. ¿Eres un buen candidato para el uso de los análogos del GLP-1?

1. Chi Pang Wen, *et al.*, «Are Asians at Greater Mortality Risks for Being Overweight Than Caucasians? Redefining Obesity for Asians», *Public Health Nutrition*, vol. 12, n.° 4, 2009, pp. 497-506; DOI: 10.1017/S1368980008002802.

5. Los hábitos básicos

1. Adaptado de Linda Omichinski y Mary Evans Young, *You Count, Calories Don't*, Hodder & Stoughton, Londres, 1992.

6. Las bases de la alimentación

1. Matt Reynolds, «What the Scientists Who Pioneered Weight-Loss Drugs Want You to Know», *Wired*, 12 de junio de 2023, <https://www.wired.com/story/obesity-drugs-researcher-interview-ozempic-wegovy/>, consultado el 18 de junio de 2024.

2. Alpana P. Shukla, *et al.*, «Food Order Has a Significant Impact on Postprandial Glucose and Insulin Levels», *Diabetes Care*, vol. 38, n.° 7, 2015, e98-e99; DOI: 10.2337/dc15-0429.

3. John W. Carbone, *et al.*, «Recent Advances in the Characterization of Skeletal Muscle and Whole-Body Protein Responses to Dietary Protein and Exercise during Negative Energy Balance», *Advances in Nutrition* (Bethesda, Maryland), vol. 10, n.° 1, 2019, pp. 70-79; DOI: 10.1093/advances/nmy087.

4. Anita Belza, *et al.*, «Contribution of Gastroenteropancreatic Appetite Hormones to Protein-Induced Satiety», *American Journal of Clinical Nutrition*, vol. 97, n.° 5, 2013, pp. 980-989; DOI: 10.3945/ajcn.112.047563.

5. Jaecheol Moon y Gwanpyo Koh, «Clinical Evidence and Mechanisms of High-Protein Diet-Induced Weight Loss», *Journal of Obesity & Metabolic Syndrome*, vol. 29, n.° 3, 2020, pp. 166-173; DOI: 10.7570/jomes20028.

6. Sebely Pal y Vanessa Ellis, «The Acute Effects of Four Protein Meals on Insulin, Glucose, Appetite and Energy Intake in Lean Men», *British Journal of Nutrition*, vol. 104, n.° 8, 2010, pp. 1241-1248; DOI: 10.1017/S0007114510001911.

7. Stuart M. Phillips, *et al.*, «The Role of Milk-and Soy-Based Protein in Support of Muscle Protein Synthesis and Muscle Protein Accretion in Young and Elderly Persons», *Journal of the American College of Nutrition*, vol. 28, n.° 4, 2009, pp. 343-354; DOI: 10.1080/07315724.2009.10718096.

8. E. Proksch, *et al.*, «Oral Supplementation of Specific Collagen Peptides Has Beneficial Effects on Human Skin Physiology: A Double-Blind, Placebo-Controlled Study», *Skin Pharmacology and Physiology*, vol. 27, n.° 1, 2014, pp. 47-55; DOI: 10.1159/000351376; Patrick Jendricke, *et al.*, «Specific Collagen Peptides in Combination with Resistance Training Improve Body Composition and Regional Muscle Strength in Premenopausal Women: A Randomized Controlled Trial», *Nutrients*, vol. 11, n.° 4, 20 de abril de 2019, p. 892; DOI: 10.3390/nu11040892.

7. Las bases mentales

1. Wiremu Hohaia, *et al.*, «Occipital Alpha-Band Brain Waves When the Eyes Are Closed Are Shaped by Ongoing Visual Processes», *Scientific Reports* 12, n.º 1, 24 de enero de 2022, p. 1194; DOI: 10.1038/s41598-022-05289-6.

9. Por qué practicar cardio extremo puede ser perjudicial y qué hacer en su lugar

1. Carla E. Cox, «Role of Physical Activity for Weight Loss and Weight Maintenance», *Diabetes Spectrum*, vol. 30, n.º 3, agosto de 2017, pp. 157-160; DOI: 10.2337/ds17-0013.

2. James A. Levine, «Nonexercise Activity Thermogenesis (NEAT): Environment and Biology», *American Journal of Physiology, Endocrinology and Metabolism*, vol. 286, n.º 5, 2004, E675-685; DOI: 10.1152/ajpendo.00562.2003.

3. Christian von Loeffelholz y Andreas L. Birkenfeld, «Non-Exercise Activity Thermogenesis in Human Energy Homeostasis», en Kenneth R. Feingold, *et al.*, ed., *Endotext*, MDText.com, Inc., 2022.

4. Bokun Kim, *et al.*, «Changes in Muscle Strength After Diet-Induced Weight Reduction in Adult Men with Obesity: A Prospective Study», *Diabetes, Metabolic Syndrome and Obesity: Targets and Therapy*, vol. 10, 9 de mayo de 2017, pp. 187-194; DOI: 10.2147/DMSO.S132707.

5. Zimian Wang, *et al.*, «Specific Metabolic Rates of Major Organs and Tissues Across Adulthood: Evaluation by Mechanistic Model of Resting Energy Expenditure», *American Journal of Clinical Nutrition*, vol. 92, n.º 6, 2010, pp. 1369-1377; DOI: 10.3945/ajcn.2010.29885.

6. Xiaoming Zhang, *et al.*, «Association of Sarcopenic Obesity with the Risk of All-Cause Mortality Among Adults Over a Broad Range of Different Settings: A Updated Meta-Analysis», *BMC Geriatrics*, vol. 19, n.º 1, 3 de julio de 2019, p. 183; DOI: 10.1186/s12877-019-1195-y.

7. Robert W. Morton, *et al.*, «Neither Load nor Systemic Hormones Determine Resistance Training-Mediated Hypertrophy or Strength Gains in Resistance-Trained Young Men», *Journal of Applied Physiology* (Bethesda, Maryland), vol. 121, n.º 1, 2016, pp. 129-138; DOI: 10.1152/japplphysiol.00154.2016.

8. Thomas M. Longland, *et al.*, «Higher Compared with Lower Dietary

Protein During an Energy Deficit Combined with Intense Exercise Promotes Greater Lean Mass Gain and Fat Mass Loss: A Randomized Trial», *American Journal of Clinical Nutrition*, vol. 103, n.º 3, 2016, pp. 738-746; DOI: 10.3945/ajcn.115.119339.

9. Berit Østergaard Christoffersen, *et al.*, «Beyond appetite regulation: Targeting energy expenditure, fat oxidation, and lean mass preservation for sustainable weight loss», *Obesity* (Silver Spring, Maryland), vol. 30, n.º 4, 2022, pp. 841-857; DOI: 10.1002/oby.23374.

10. John Blundell, *et al.*, «Effects of Once-Weekly Semaglutide on Appetite, Energy Intake, Control of Eating, Food Preference and Body Weight in Subjects with Obesity», *Diabetes, Obesity & Metabolism*, vol. 19, n.º 9, 2017, pp. 1242-1251; DOI: 10.1111/dom.12932; Ania M. Jastreboff, *et al.*, «Tirzepatide Once Weekly for the Treatment of Obesity», *New England Journal of Medicine*, vol. 387, n.º 3, 2022, pp. 205-216; DOI: 10.1056/NEJMoa2206038.

11. M. L. Klem, *et al.*, «A Descriptive Study of Individuals Successful at Long-Term Maintenance of Substantial Weight Loss», *American Journal of Clinical Nutrition*, vol. 66, n.º 2, 1997, pp. 239-246; DOI: 10.1093/ajcn/66.2.239.

12. Marie H. Murphy, *et al.*, «The Effects of Continuous Compared to Accumulated Exercise on Health: A Meta-Analytic Review», *Sports Medicine* (Auckland, Nueva Zelanda), vol. 49, n.º 10, 2019, pp. 1585-1607; DOI: 10.1007/s40279-019-01145-2.

13. Tobias Engeroff, *et al.*, «After Dinner Rest a While, After Supper Walk a Mile? A Systematic Review with Meta-analysis on the Acute Postprandial Glycemic Response to Exercise Before and After Meal Ingestion in Healthy Subjects and Patients with Impaired Glucose Tolerance», *Sports Medicine* (Auckland, Nueva Zelanda), vol. 53, n.º 4, 2023, pp. 849-869; DOI: 10.1007/s40279-022-01808-7.

14. Karlijn Burridge, *et al.*, «Obesity History, Physical Exam, Laboratory, Body Composition, and Energy Expenditure: An Obesity Medicine Association (OMA) Clinical Practice Statement (CPS) 2022», *Obesity Pillars*, vol. 1, 10 de enero de 2022, p. 100007; DOI: 10.1016/j.obpill.2021.100007.

15. Clifton J. Holmes y Susan B. Racette, «The Utility of Body Composition Assessment in Nutrition and Clinical Practice: An Overview of Current Methodology», *Nutrients*, vol. 13, n.º 8, 22 de julio de 2021, p. 2493; DOI: 10.3390/nu13082493.

16. Madelin R. Siedler, *et al.*, «Assessing the Reliability and Cross-Sectional and Longitudinal Validity of Fifteen Bioelectrical Impedance Analysis

Devices», *British Journal of Nutrition*, vol. 130, n.º 5, 2023, pp. 827-840; DOI: 10.1017/S0007114522003749.

10. Mantenimiento de por vida

1. Girish P. Joshi, *et al.*, «American Society of Anesthesiologists Consensus-Based Guidance on Preoperative Management of Patients (Adults and Children) on Glucagon-like Peptide-1 (GLP-1) Receptor Agonists», American Society of Anesthesiologists, 29 de junio de 2023, <https://www.asahq.org/about-asa/newsroom/news-releases/2023/06/american-society-of-anesthesiologists-consensus-based-guidance-on-Preoperative>.

«Para viajar lejos no hay mejor nave que un libro».

EMILY DICKINSON

Gracias por tu lectura de este libro.

En **penguinlibros.club** encontrarás las mejores recomendaciones de lectura.

Únete a nuestra comunidad y viaja con nosotros.

penguinlibros.club

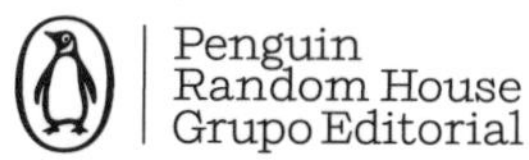